新编护理伦理学

主 编:张 涛 顾艳莛
副主编:李 萍 万宏伟 李文利

编者(以姓氏笔画为序)
万宏伟:上海市质子重离子医院
李文利:上海市长宁区卫生学校
李 萍:新疆石河子医学院
朱 毓:上海市第一妇婴保健院
伏 蓉:沈阳医学院
张 涛:南通大学附属医院
周 煜:南通大学护理学院
徐菊华:南通大学附属医院
顾艳莛:上海市健康职业技术学院
黄 蓉:上海市第一妇婴保健院
彭卫华:上海中医药大学

东南大学出版社
·南京·

图书在版编目（CIP）数据

新编护理伦理学 ／ 张涛，顾艳荭主编. —南京：
东南大学出版社，2015.4（2017.7 重印）
ISBN 978 - 7 - 5641 - 5610 - 7

Ⅰ.①新⋯ Ⅱ.①张⋯ ②顾⋯ Ⅲ.①护理伦理学
Ⅳ.① R47

中国版本图书馆CIP数据核字（2015）第058426号

新编护理伦理学

出版发行： 东南大学出版社
社　　址： 南京四牌楼 2 号　邮编:210096
出 版 人： 江建中
网　　址： http://www.seupress.com
经　　销： 全国各地新华书店
印　　刷： 江苏凤凰盐城印刷有限公司
开　　本： 787mm×1092mm　1/16
印　　张： 11
字　　数： 275 千字
版　　次： 2015 年 4 月第 1 版
印　　次： 2017 年 7 月第 2 次印刷
书　　号： ISBN 978 - 7 - 5641 - 5610 - 7
定　　价： 26.80 元

本社图书若有印装质量问题,请直接与营销部联系。电话:025 - 83791830

前　言

　　2014年年初的一个冬日，古树环绕的东南大学出版社会议室内，来自全国不同护理学院和三甲医院且熟悉护理的伦理专家，与具有人文背景的护理专家相聚一起，讨论研究当前的护理伦理教学如何更加契合临床需求、临床护理队伍如何提高护理人文素养的大问题。大家感到，随着护理事业的深入发展以及社会对护理服务需求的增加，护理伦理学的学科建设也有了很大的进展，护理伦理学不只是教会护士如何成为一名合格的职业人员，更能帮助护士成为一名优秀的护理工作者。因此，需要结合当前我国的现实国情，依据护理事业的发展趋势，在理论体系与临床实践应用方面对护理伦理学教材进一步完善与调整。于是，我们决定编写一本更加契合当前护理伦理教学实际、更加适应合格护理人才培养需求的护理伦理学教材，取名为《新编护理伦理学》。

　　本书编写人员中既有国内资深的医学伦理专家，又有长期从事临床工作的护理专家，他们共同的背景是肩负着护理伦理学的教学、科研与临床带教，大多具有硕士、博士学历，具有海外研修背景，由此我们在讨论大纲、确定编写方案时，有条件处理好三个方面的关系：一是《新编护理伦理学》与传统的医学伦理学教材、护理伦理学教材之间的传承与创新的关系；二是我们的教材与海外通行的护理伦理学教材的衔接和融合的关系；三是教材中的理论灌输与临床护理实际需求相匹配、学以致用的关系。我们遵循"理论－原则－应用"的基本框架，站在护理学科的角度分别从理论和实践方面阐述了护理伦理学的基本理论、原则、范畴、护理伦理困境，同时对当下国内外护理领域的伦理问题与要求进行了深入剖析，力图为护生与广大临床护士正确运用伦理理论与原则进行伦理决策，提高护士伦理实践水平与专业价值理念提供指导。

　　本书内容突出前沿性与专业针对性，全书共分为理论与实践两部分：在理论部分，选取与护理伦理学紧密相关的成熟经典理论，原则中重点对范畴概念进行阐述，同时增加了护理伦理困境的描述，具有系统性强的特点。在实践部分，吸纳了国内外护理实践领域的专科发展方向中的伦理问题与伦理要求，分别介绍基础护理、心理护理、护理管理以及急重症、肿瘤、精神、母婴、老年等专科护理中的伦理特点与要求,同时增加舒缓护理与死亡伦理、护理科研伦理、器官移植与生殖技术伦理等专题,不但具有较强的先进性、学术性,而且具有很强的实用性。同时,各章节后增设思考题和案例讨论,进一步加强教材的实际指导价值。

本书能指导护生及临床护士了解当下护理实践的职业伦理要求,帮助其提高护理伦理认识,培养护理伦理情感,树立护理伦理信念,养成良好的护理伦理行为习惯,提升临床伦理决策能力和人文素养。

本书既是护理及相关专业学生的学习教材,也可作为教师、临床护士、医生、医院管理者等相关人员继续教育用书,对于普通社会人群也有一定的可读性。

在本书的编写过程中各位编者通力合作,以严谨的态度和极大的热忱编写本教材,参阅了国内外大量的文献,相继召开了四次编写会议。在此向各位编者、编者所在单位以及所有支持帮助本书编写的人士表示诚挚的谢意!

由于我们的能力和精力有限,本书仍有不足之处,错误与疏漏也在所难免,殷切希望得到业内同行与读者的批评指正。

张 涛 顾艳荭
2015 年元旦

目　录

第一章 绪 论

【学习目标】

识记　1. 道德、职业道德、伦理与伦理学等基本概念
　　　2. 护理伦理学的研究对象及内容
　　　3. 中外医护道德发展史中的主要代表人物及主要思想
理解　1. 护理的人文性及其与护理道德的相关性
　　　2. 健康新概念与整体护理对护理道德的新要求
　　　3. 医学伦理学、护理伦理学、生命伦理学的发展历程及相互关系
应用　1. 护理道德对护理行为的指导与调节
　　　2. 能够根据具体的伦理学习要求选择适宜的伦理学学习方法

护士的职业神圣而高尚，护理行为充满着人文关怀。优秀护士的职业基础在于良好的职业理念，正确的价值取向。

护理伦理学要告诉护生和护理工作者的就是怎样树立和树立怎样的护理职业理念、行为规范，面对各种难题、矛盾、利益冲突，应该如何进行选择与取舍。护理伦理学是研究护理职业道德的学问。

第一节　道德与伦理

一、道德与职业道德

1. 道德

道德（morality）是人们在社会生活实践中形成的，由经济基础决定的，用善恶标准去评价，以社会舆论、内心信念和传统习俗维系的调节人与人、人与自然关系的行为准则的总和。道德在人们的社会生活中无处不在。人们常常谈论道德，也离不开道德。理解上述关于道德的涵义，要注意把握以下要点：①道德的起源。道德是人们在社会生活实践中形成和发展的一种社会现象，是人们相互之间、人与自然之间随历史变化的社会联系形式。②道德的本

质。道德属于上层建筑,是由经济基础决定的。道德的特殊本质是它的特殊规范调节形式和实践精神。由道德的一般本质而引发出道德的基本问题,即道德与利益的关系。③道德的评价标准。道德的评价标准是善恶。"善"即利于他人、社会幸福的行为,也称道德行为,"恶"即危害他人、社会幸福的行为,亦称不道德行为。所以,道德评价与政治、法律的评价标准不同,它以高尚或卑劣为界限。④道德的评价方式。道德的评价方式与政治、法律的评价方式不同,它依靠社会舆论、内心信念和传统习俗的非强制性力量。⑤道德的作用。道德不仅是做人的规范和促进自身发展、人格完善的条件,而且还是统治阶级维持社会秩序、促进生产力发展和保护社会成员利益的工具。

（1）道德的结构

道德是具有复杂结构的一种社会现象。

① 从伦理学的角度分析。道德是由相互关联、相互制约、相互渗透和相互作用的三种因素即道德意识、道德关系、道德实践活动所构成的有机整体。

道德意识是对一定社会的道德必然性的认识,由道德规范意识和道德思想意识两个因素构成。从本质上说,道德规范意识就是社会群体的道德意识,一经形成,便成为一种制约和影响人们思想和行为的客观的社会力量;道德思想意识就是个体对社会道德的认识和实践后所达到的道德境界,包括个人的道德观念、情感、信念、意志、理想和道德理论体系等,是个体进行行为选择的内在机制。

道德关系是指在一定的道德意识、原则和规范的支配下形成的,并以某种特有的活动方式而存在的特殊的、相对稳定的社会关系体系。作为一种社会关系,道德关系是道义上的关系,表现为个人和群体、个人同个人、群体同群体三个层次的关系。

道德实践活动是指人们依据一定的道德观念、原则和规范所进行的各种具有善恶意义的行动,包括道德行为选择、道德评价、道德教育、道德修养等形式。

在道德意识、道德关系、道德实践活动三者之中,道德关系是核心,因为道德关系是道德意识、道德行为准则形成的客观基础,道德规范体系是对道德关系的反映和概括,而道德意识、道德行为规范体系都为建立、改善、巩固良好的道德关系服务;道德意识是道德关系、道德实践活动的反映,同时道德意识又是道德关系、道德实践活动产生和形成的原因;道德实践活动是在一定道德意识支配下的行为,道德活动不仅是道德意识的体现,也是道德关系的体现。

② 从社会学的角度分析。道德的结构包括个人道德,婚姻和家庭道德,社会道德和自然道德。

个人道德主要指个人的道德意识、情感和品质。

婚姻和家庭道德主要是夫妻间及家庭成员间应确立的关系及反映这些关系的道德行为准则。

社会道德则是社会公共生活中及各种职业活动中人际之间的关系及行为规范。

自然道德就是环境道德或生态道德,即人在改造、利用自然的过程中如何处理人与自然的关系及调节这种关系的行为准则。

③ 从心理学的角度分析。道德的结构包括道德知识、道德情感、道德意志等。

人要有道德,首先应明白道德是什么,即应有道德方面的知识。

道德还包括情感因素,即从道德意识到道德关系,再到道德行为,无不表现一种善或恶的情感。

意志是道德的中心,如果只有道德知识、情感因素,而没有意志因素,道德就不会体现在行为中。

(2) 道德的职能

道德的职能(或功能)是多方面的,主要有调节功能、教育功能、认识功能等。

① 调节功能。道德的调节功能是指通过评价、劝阻和示范等手段纠正、指导个人或集体的行为和实际活动,促使从现有行为和活动转变为应有的行为和活动,以完善个人与他人、个人与社会、人类与自然界的关系,以使个人利益与他人利益、社会整体利益协调一致,并保持人类生存环境的动态平衡。

作为行为规范,道德的调节功能与法律相比,有明显的差异。首先,道德调节必须在人们内心接受或部分接受的情况下才能发挥作用,而法律调节具有明显的外在强制性;第二,道德的调节范围涉及社会的各方面,而法律调节的只是国家立法规范的行为;第三,道德存在于社会的各个阶层,反映多种社会群体的意志,而法律只反映和代表国家意志;第四,道德在发挥调节功能时表明的是"应该",它具有引领作用,而法律则表明的是"必须",是人们行为规范的底线。当道德规范成为社会共识被广泛接受,则道德即以法律的形式固化之。

② 教育功能。道德教育功能是指通过道德评价、激励等方式,造成社会舆论,形成社会风尚,树立道德典范,塑造理想人格,培养人的道德意识、道德行为和品质,从而提高人的道德境界,以使受教育者成为道德高尚的人。

③ 认识功能。道德的认识功能是指通过道德判断、道德标准、道德理想等特有形式,使人们正确地认识自己与他人、与社会的关系,认识自己对家庭、对社会、对民族、对国家应负的责任、应尽的义务,正确认识社会生活中道德原则、规范,从而正确选择自己的行为和生活道路,做有道德的人。

(3) 道德的特征

① 阶级性与全民性的统一。在阶级社会中,由于各个阶级具有不同的经济地位和阶级利益,各个阶级就有不同的道德意识和行为规范,以便为本阶级的利益服务,这是道德的阶级性。但是,不同时代或同一时代的不同阶级、不同民族之间也存在着道德的共同性或一致性。如都用扶老携幼、见义勇为、不偷盗、遵守公共秩序等道德规范来调节人们的社会公共生活,所以道德又具有全民性。然而,在阶级社会中,阶级的道德和公共的道德不是并行存在的两个独立现象,而是掺杂在一起的。即道德的阶级性与全民性是统一的。

② 变动性与稳定性的统一。不同历史时代的经济关系性质不同,生产力发展的水平、文化背景及社会的具体条件等也不同,因而具有不同性质的道德,这是道德的变动性。道德除了随人类社会的发展而变化,还有继承性和保守性的特点,故而道德又具有相对的稳定性。但是道德的变动性与稳定性不是矛盾的,道德的变动性中蕴含着相对的稳定性,继承中又有发展和完善,保守性随着社会的变迁迟早也要改变,所以稳定性中又孕育着变动性。因此,道德的变动性与稳定性是统一的。

③ 自律性与他律性的统一。所谓道德的自律性,是指一个人通过自我道德教育、自我道德修养、自我道德评价等方式,将外在的社会道德原则规范内化为自己的信念,促使自己向道德的高峰攀登。道德的他律性,是指通过外部的道德教育、道德影响或客观的道德评价标准等方式,来提高人们道德素质的过程。对于一个人来说,道德的养成与水平的提高,道

德自律是基础,道德他律是条件,缺一不可。因此,道德的自律性与他律性是统一的。

④ 现实性与理想性的统一。道德是从社会生活中产生的,并受现实经济关系的制约和政治、法律、宗教、文化等意识形态的影响。因此,道德要适应社会现实的需要和大多数人的觉悟程度,否则就会变成脱离实际的空洞说教而不被人接受,这就是道德的现实性。同时,道德还要反映社会的发展趋向,引导人们积极向上并达到人格完善,这是道德的理想性。所以,道德从现实生活中来,而又高于现实生活,即道德现实性是道德理想性的基础,道德理想性是道德现实性的升华,两者是统一的。

⑤ 协调性与进取性的统一。道德调节各种人际关系使之和睦相处,确保社会安定,道德还调节人与自然的关系使之协调发展,保持生态平衡,这就是道德的协调性;道德还激励人们改造自己的主观世界,使自身和社会更加完善并日趋达到理想的境界,这是道德的进取性。道德的协调性是手段,进取性才是目的,协调中要有进取,进取中要有协调,两者也是统一的。

2. 职业道德

职业是人们长期从事的具有专门业务和特定职责,并以此作为主要生活来源的社会劳动。职业道德(professional morality)是指从事一定正当职业的人们,在职业生活和从事本职工作过程中应遵循的行为规范的总和。它是社会道德在职业生活中的特殊表现。职业生活对道德品质的需要是职业道德产生的基础,各个具体行业的特殊要求使其职业道德呈现自身的特殊性,但也不否认各种职业中也包括一些共性内容。

(1) 职业道德的特点

在范围上,职业道德具有专业性。职业道德是在特定的职业生活中形成的,并在一定的范围内发挥调节作用。每一种职业道德只能对从事该职业的人起调节和约束作用,对不属于本职业、无职业或者本职业的人在该职业之外的行为活动,它往往发挥不了调节和约束作用。因此,职业道德适用的范围不是普遍的、无限的,而是特殊的、有限的。

在内容上,职业道德具有稳定性。职业道德与相应职业的要求和职业生活相结合,在职业实践中形成比较稳定的职业心理与职业习惯,并由此形成相应的职业道德品质。同时,职业道德在不同的社会形态中,也都包含有相对稳定的因素,并被一代一代人继承和完善。上述都表明,职业道德的内容具有稳定性。

在形式上,职业道德具有多样性。职业道德适应各种职业活动的内容、交往形式的要求以及职业活动的环境和具体条件而形成原则性的规定或具体要求,表现在制度、规章、守则、公约、须知、誓词、条例等之中,形式多样,而且简洁明快、具体灵活,使从业人员容易接受、实行和形成习惯。

在功效上,职业道德具有适用性。由于职业道德适用范围的特定规定性,它与本行业的具体任务和人们的实际情况相适应,从而广泛地适用和作用于人们的思想和行为,并塑造一代又一代的职业新人。

(2) 职业道德的基本要素

职业道德主要表现为劳动者在职业活动中的追求、态度、责任心及自我要求。它包含:职业理想、职业态度、职业责任、职业技能、职业纪律、职业良心、职业荣誉和职业作风等八个方面。

职业理想,是指对未来职业或正在从事的职业可望达到的成就的设想和追求。我们提倡的职业理想,是指各行各业的劳动者放眼社会利益,发挥自己的聪明才智而创造性地做好本职工作,全心全意为人民服务。职业理想是职业道德的灵魂。

职业态度,从本质上讲,就是劳动态度。它揭示了劳动者在生产过程中的客观状况、方式及主观态度。劳动态度是职业劳动者对他人、对社会履行各种劳动义务的基础,对职业道德建设具有重要意义。

职业责任,包括企事业责任和劳动者责任两个方面。国家与企事业单位、企事业单位与劳动者之间都有责、权、利的关系,应该在责任的主导下使三者统一起来。如何使职业责任变成劳动者自觉履行的道德义务,是职业道德建设的重要内容。

职业技能,是一个人掌握和运用某种专门技术的能力。生产建设不仅需要大批各类专门人才,而且需要具有一定科学文化知识和技能熟练的劳动者。所以,良好的职业技能具有内在的道德意义。

职业纪律,一般地说,它是一种行为规范。职业纪律是法规性与道德性的统一,也是职业道德的重要方面。

职业良心,就是职业劳动者对职业责任的自觉认识。在职业生活中,职业良心往往左右着人们的职业道德的各个方面,成为职业劳动者思想和情操的重要精神支柱。

职业荣誉,就是职业责任和职业良心的价值尺度,包括对职业行为的社会价值作出公认的客观评价及正确的主观认识。职业道德之所以强调职业荣誉,其目的是把社会对职业道德的客观评价转化为劳动者的自我评价,使之更好地履行社会主义职业道德的客观要求。

职业作风,就是指职业劳动者在其职业实践和职业生活中所表现的一贯态度。它是职业道德在职业劳动者的实际行动中的习惯性表现,故而具有深刻的职业道德意义。

二、伦理与伦理学

1. 伦理的涵义

"伦"在中国词源中表示类、辈、关系、次序,"理"为道理、原理、条理、法则。伦理(ethic)通常是指人们处理相互关系所应遵循的道理和规则。它是人际关系的法则,是自由实现的法则。现代意义上的伦理,也包含了人们在处理人与自然关系时应当遵循的道理和准则。显然,伦理是一种观念,是从概念角度对道德现象的哲学思考,其作用是指导人们的思想和行为。

2. 伦理与道德的关系

"伦理"与"道德"在通常的语境和注释中易于被混用,其实它们是有差异的,既有区别又有联系。

两者的区别主要在于:道德,是指人们之间的道德关系和较高的律令或规范,即"最好应该";伦理,则是指有关这种关系具体的律令或规范,即"必须应该"。道德表达的是最高意志,主要是一种精神和最高原则,它是一个前规范概念,其命令缺乏操作性;伦理是次高的、具体的,表述的是社会规范的性质,它的律令很具体,有一种实存性。道德对应该与否非常宽容,其劝说留有一定余地,靠高度的自觉和省悟来选择自己的行动;伦理则是道德与法律中间的宽阔地带,是自律与他律之间的律法,它有来自于道德但又不是道德的觉悟,有来自于法律但又不是法律的强迫性。

两者的联系在于:首先,道德和伦理两个概念基本意义相似,都是指通过一定原则和规范的治理、协调,使社会生活和人际关系符合一定的准则和秩序。其次,伦理是系统化、形式化的道德规范和道德准则,道德是伦理的内化和根基。

3. 伦理学概述

伦理学(ethics)亦称道德哲学,是以道德现象作为自己研究的客体,即研究有关道德和伦理问题的学科。伦理学是人类社会产生最早的意识形态和文化现象之一。伦理学研究的道德包括道德的本质、作用、起源及发展规律,道德水平同物质生活水平之间的关系,道德评价的标准和道德的最高准则,道德规范体系、道德教育和道德修养,人生的意义、人的价值和生活态度等问题。其中最重要的是道德与利益的关系、个人利益与整体利益的关系问题。对这些问题的不同回答,形成了不同的甚至相互对立的伦理学派别。马克思主义伦理学建立在历史唯物主义基础之上,将道德作为社会历史现象加以研究,强调阶级社会中道德的阶级性及道德实践在伦理学理论中的意义,将道德作为社会历史现象加以研究,着重研究道德现象中的带有普遍性和根本性的问题,从中揭示道德的发展规律。因而,马克思主义伦理学是研究各门应用伦理学科的理论基础和理论依据。

伦理学分为规范伦理学和非规范伦理学,规范伦理学分为普通规范伦理学和应用规范伦理学,非规范伦理学包括描述伦理学和元伦理学。医学伦理学、护理伦理学都属于应用规范伦理学。

医学伦理学(medical ethics)是一门研究医学道德的学科,它既是医学的一个组成部分,又是规范伦理学的一个分支。医学伦理学是运用一般伦理学的观点、原理、方法来解决医学实践和医学科技发展中人与人、人与社会之间关系和其他道德问题的学科。随着医学的进步与发展,医学伦理学的研究范围也逐渐扩大,它所包含的内容及形式也随着时代的发展而有所创新。

传统的医学伦理学,又叫医德学,主要研究传统医务道德,是以医生的行为准则为中心内容的医学伦理学。它从生命神圣论出发,以美德和义务的理论为基础,以临床医疗为范畴,以医德教育为重点,主要解决医患之间以及医务人员之间的关系问题,其研究内容局限于医疗职业道德。传统医学伦理学是医学伦理学的初级阶段,是医学伦理学的基础。

现代医学伦理学,其研究的范围已扩展至生命科学和整个卫生保健领域。现代医学伦理学所研究的内容,主要是生命科学发展过程中迫切需要解决的伦理学问题。现代医学伦理学从公益论和社会公平出发,重新审视了千百年来形成的生命价值观,向人们提出不仅要追求生命存在的形式,更要注重生命存在的质量和生命的价值。现代医学伦理学的主要伦理思想是生命质量论和生命价值论。现代医学伦理学还把其研究领域扩展到与人类生命密切相关的生态伦理和广泛的社会课题,即涉及同人类健康有关的各种道德问题,在此基础之上又形成了一门新的学科,即生命伦理学。

生命伦理学(bioethics)是根据伦理价值和原则对围绕提高人的生命质量而展开的生命科学和卫生保健领域内的人类行为进行系统研究的新兴学科。它是现代医学伦理学的扩展。

第二节　护理与伦理

一、护理的本质与专业特征

1. 护理的本质

护理是综合应用人文、社会和自然科学知识，以个人、家庭及社会群体为服务对象，了解和评估他们的健康状况和需求，对人的整个生命过程提供照顾，以实现减轻痛苦、提高生存质量、恢复和促进健康之目的的服务过程。

随着护理专业的独立和社会价值观的变化，护理的方式和理念等也随之相应变化，但不变的是护理这个职业对病人的关怀照顾本身，护士就是实践着对病人的关怀照顾。美国护理学会强调：现代护理实践的四个基本特征之一是建立和促进健康与治愈所需要的、体现关怀的关系。护理界普遍认为关怀在护理上有三层含义。第一为照顾，即护理行为。一个护士要照顾病人，必须采取适当的护理活动来满足病人的需要。第二层含义为关心和爱护，即对待病人的态度及情感付出。第三层含义为小心谨慎，即对自己的行为负责的一种责任心。随着社会的进步，人们对健康的需求也不断增加，护士的角色和功能范围在不断扩大和延伸。护士需承担照顾者、决策者、计划者、沟通者、管理者、教育者等多种角色，其中照顾者是护士最重要也是最核心的角色。护理行为是护士应用自己的专业和技能帮助病人恢复或保持健康的一种关怀的过程。关怀是护理的本质特征，是有别于临床医学的重要因素。

从古至今，护士与病人的关系始终是关怀者与被关怀者的关系。这种关怀主要表现在三个方面：①对病人生理上的帮助，减轻病人的痛苦；②对病人精神上的关爱，提供心理疏导；③对社会健康需求的关注和满足，守护人群健康。由此，护理与伦理的关系是内在的，表现为护理本身的关怀、爱、照护等就是伦理学最基本的概念、范畴。护士是人道主义的忠实执行者，无论病人贫富、种族和社会地位等差异都要一律同等对待，一视同仁。这些都反映出护理的伦理属性，展示了护理伦理的本质。

2. 护理的专业特征

作为与人的健康息息相关的专业，护理渗透在疾病预防、治疗、保健、康复等各方面，护理的专业价值体现于保障人的健康和生命安全、满足人的健康需求和提高工作质量等方面。面对社会的发展与变化，护理要通过其特定的知识、技能和与专业实践相符合的价值观、道德观来服务于人群及整个社会。由此，护理的专业特征体现在：

（1）以服务为目的的利他性

护理是一种为社会服务的专业，是本着救死扶伤、防病治病、解除病痛为宗旨的利他行为。因此护理的目的是为提高人们的健康水平，应坚持以病人及社会利益为重，而不是着眼于个人报酬。

（2）以专业技能为基础

护理需要适应社会进步与健康需求的专业技能为基础，要求护士应该具有符合标准的教育水平，并通过国家执业资格考试。

（3）具有自主性

作为一个兼具科学性、人文性的独立专业，护理专业必须具备一定的自主性，体现在必须具有专业组织进行同行监督和自我检查等来维持高质量的服务标准，来为成员谋福利、争取地位等。我国的中华护理学会在制定护士准则、各种质量标准、护理教育以及提高护士福利等方面协助卫生主管部门做了大量工作。

二、健康新概念与整体护理

1. 健康观的新发展

健康与疾病的概念在医学概念之中处于中心地位。一个人由健康到疾病再到死亡，是一个动态的演变过程，其运动方向在死亡之前都是可逆的。医疗护理的责任就在于尽力维护人的健康状态，以免走向疾病或避免使疾病恶化。那么，怎样才算是健康、人们又如何获得健康呢？

长期以来，人们把致病因子（多为生物性）、宿主和环境之间达成的平衡视为健康，即是说，健康就是没有表现出虚弱和生理上的疾病，其定义是："人体各器官系统发育良好、功能正常、体格健壮、精力充沛并具有良好劳动效能的状态，就是健康。"显然，这一定义没有顾及人们的心理状态和社会适应，也没有界定健康的特征和实质。具体表现为：一是对疾病的认识仅局限于各种生物因素影响的结果而没有揭示人类健康的全部事实；二是在没有疾病就是健康观念指导下的医护实践往往是不全面的，重生理轻心理，重治疗轻护理，重已病轻未病。

从现代医学的观点来看，人们外表强壮、致病因子与宿主的暂时"和平共处"，很难说就是没有疾病。许多非传染病性疾病以及某些环境因素、不良生活方式、特殊心理因素等，同样可造成人体的损害。由此可见，人们对健康的追求不仅应注重临床医疗，而且要改善和控制影响健康的各种因素，包括生物因素、心理因素及社会因素，以达到个体的身心平衡和与环境的协调一致而获得健康。这样，以生物—心理—社会医学模式为基础的整体健康观便逐渐取代了以往的消极健康观。

1948 年，世界卫生组织（WHO）在其章程序言中把健康定义为："健康是指体格上、精神上、社会上的完全安逸状态，而不只是没有疾病或不衰弱。"1990 年，世界卫生组织对新时期的健康观又在强调生理健康（一维）、心理健康（二维）、社会适应（三维）的基础上，增加了"道德完善"（四维）因素，也就是说人类的健康观发展到四维。

健康新概念的特点是：①纠正了健康仅是人体生理机能正常的偏颇；②避免了把身体同心理、同社会分离的错误，指出一个人只有躯体健康、心理健康、社会适应良好和道德完善，才是完全的健康人；③把健康置于人类生活的广阔背景之中，指出健康是身体、心理和社会适应的总和，因而健康不仅是医务人员的工作目标，而且是国家、社会和个人的责任。

综上所述，随着医学科学的发展，随着人类与疾病做斗争经验的不断丰富，健康的概念便由消极的治疗疾病而恢复健康发展到了积极的预防疾病而促进和维护健康，健康的范围也由个体健康扩大到群体健康，健康的要求已由生理健康发展到身心健康，健康的内涵也已逐渐由生物学健康领域扩充到了社会学健康领域。

2. 整体护理

整体护理是现代护理理论指导下构建起来的全新的护理模式，包含科学、系统和丰富的护理内容,对护士提出了全方位的素质要求。

（1）整体护理的内涵

整体护理是以病人为中心,以现代护理观为指导,以护理程序为框架和核心,将护理临床业务和护理管理的各个环节系统化的一种护理理念和工作模式。整体护理主要强调三个方面:①人的整体性。整体观以开放性整体为思考框架,将护理对象视为生物、心理、社会、文化和发展的人,强调人与环境的相互影响。②护理的整体性。整体护理要求为护理对象提供全方位的护理,包括生理、心理、社会等各个方面,同时考虑人生长发育的不同阶段和不同层次的需要。③护理专业的整体性。整体护理认为护理是由一些相互关联和相互作用的要素组成的一个系统的整体,临床护理、社区护理、护理教育、护理管理、护理研究等各个环节,以及护士之间、护士与护理对象之间、护士与其他医务人员之间的关系都应紧密联系、协调一致,以使护理真正成为系统化、科学化的专业。

（2）整体护理的特点

① 整体性。整体护理以整体人为中心,以护理程序为框架,以新的护理理论为基础。要求每个护士都要对病人全面负责,围绕着病人这个中心,实施整体连续的护理工作。

② 全面性。整体护理是以人的健康为目的的,而人是一个生理、心理、精神、文化、社会各个层面的综合体,其健康是指一个人生理、心理、精神、文化、社会的动态平衡。护理是诊断和处理人类现存的或潜在的健康问题,并自始至终贯彻于人的整个生命过程中。所以护士必须对病人全面负责。

③ 专业性。整体护理要求护士能够针对病人的生理、心理、社会等需求,以护理程序为框架,通过评估、诊断、计划、实施评价及反馈为病人实施主动的计划性护理,解决病人的健康问题。这充分体现了护理专业的独立性以及护患合作的过程。

三、护理道德与护理伦理学

1. 护理道德

护理道德(nursing morality)是指护士在履行职责过程中调整护士相互间以及与病人、医生、其他人员及社会之间关系的行为准则的总和。随着健康观的新发展与医学模式的转换,护理工作的业务范围从单纯的疾病防治扩展到整体人的护理,护理工作的对象也从单个病人扩展到整个社会,护理专业越来越体现出自身的相对独立性和特殊性。与此相适应,护理道德的内涵和外延正向着更深入、更广泛的领域发展,重视护理工作本身的道德问题研究,对于加强护理队伍的道德素质建设、提高护理质量、推动护理科学的发展具有十分重要的意义。

（1）护理道德基本原则

护理道德的基本原则,是调节护士在护理实践中各种人际关系所应当遵循的根本原则。它贯穿护理道德发展的始终,指导护理道德规范和护理道德范畴,是衡量护士的职业行为和道德品质的最高道德标准。护理道德基本原则的主要内容是:防病治病、救死扶伤,实行医学人道主义,全心全意为人民健康服务。

① 全心全意为人民健康服务。护理事业是人民的事业。全心全意为人民健康服务,是护理道德的基本特征和核心内容,也是护理道德基本原则的出发点和归宿。护理工作者贯彻全心全意为人民健康服务的要求,就是要正确处理自身利益与患者利益、社会利益之间的

关系。当前二者关系发生矛盾时,应当以病人利益为重;当前二者分别与社会利益发生矛盾时,应以社会利益为重。在特殊情况下,有时需要放弃个人利益甚至献出自己宝贵的生命以维护和保证人民的利益。也就是说,护士行为的选择,必须符合保障人民健康这一根本宗旨。

在发展市场经济强调经济效益、注重成本核算的情况下,尤其应当强调要把全心全意为人民健康服务放在首位,决不能为了获取较高的经济收益而以放弃或削弱全心全意为人民健康服务为代价。护理工作者应当以全心全意为人民健康服务的良好护理道德和优良的护理质量来获得广泛的社会效益和相应的经济效益。

② 防病治病、救死扶伤。防病治病、救死扶伤,是医疗卫生事业的根本任务。它突出地体现了医疗护理工作的职业特性,是护士的神圣职责和基本道德要求,也是护理工作者全心全意为人民服务、保障人民健康的有效手段。因此,要求护士必须热爱护理事业,刻苦钻研护理理论,在护理技术上精益求精,同时还应注重心理护理,矫正患者的心理状态,并且在护理工作中贯彻预防为主的原则,使病人树立正确的新型的健康观。只有这样,才能在护理实践中提高护理质量,提升护理水平,防病治病,救死扶伤。

③ 实行医学人道主义。医学中的人道主义不仅吸取了人道主义中通行的主张,同时又包含了新的时代内容。这一思想体现了现今社会对于人的生命价值的尊重和对全人类健康利益的关注。它不仅从一般意义上对处于不幸、痛苦、灾难中的所有病人都给予同情、关心和爱护,而且还升华到了关注全人类身心健康的高度。医学中的人道主义的内容是:关心、爱护和尊重病人,维护、保障广大民众的健康,谴责和反对一切直接或间接损害人类生存质量的行为,不因为患者的个人身份、政治立场、经济地位、宗教信仰或年龄大小、容貌美丑而影响对患者的基本救护,以此保障全人类共同的健康利益。

（2）护理道德规范

围绕护理道德基本原则这一指导护理工作的最高道德标准,还需要形成作为护理道德基本原则的细化和具体表现的、分门别类的、操作性较强的行为规则,这就是护理道德规范。

护理道德规范,是在护理职业生活中形成的,是护理道德行为和道德关系普遍规律的反映,是社会对于护士基本要求的概括。护理道德规范,可直接指导护士的行为,从而发挥其由道德理想变为道德实践的中间环节作用。

护理道德规范的形式有两种:一是条文形式,二是誓言或誓词形式。前者简明扼要、是非界限清楚,易于人们记忆、理解和接受;后者庄严、神圣,可激发护士对护理职业的光荣感和使命感。

护理道德规范的基本内容包括:在护理态度上一视同仁、和蔼热情;在护理工作中尽职尽责、一丝不苟;在护理技术上刻苦钻研、精益求精;在护士作风上正派严谨、廉洁奉公;在护士言行上谨言守密、庄重可信;在护士之间互相尊重、团结协作。

（3）护理道德范畴

护理道德范畴是在护理过程中人们某些本质关系的反映,是一般道德范畴与护理工作的职业实践相结合的产物。它体现着社会对护士的要求,并作为一种信念存在于护士内心,能指导和制约护士的行为。护理道德范畴反映护理道德基本原则和规范的要求,而护理道德基本原则和规范则是护理道德范畴的基础。没有护理道德范畴,护理道德原则和规范就不可能发挥各自的作用,就不可能转化为护士的道德行为。护理道德范畴的基本内容较多,它包括功利、义务、奉献、责任、诚信、公正、情感、良心、审慎、慎独等等，后续章节将作详细介绍。

2. 护理伦理学

护理伦理学原是医学伦理学的组成部分，已出版的医学伦理学教材中，几乎都有关于护理道德的论述。然而，随着护理学科的独立和发展，护理伦理学也从医学伦理学中分化出来，而逐渐形成一门新的独立学科。

护理伦理学（nursing ethics）是以普通规范伦理学的基本原理为指导，研究护理实践中相关道德问题和道德现象的学科，是以伦理学的基本原理为指导，并与护理学、心理学、社会学、管理学、教育学等学科相交叉的一门边缘学科。随着生命伦理学的诞生和发展，护理伦理学也吸收了许多生命伦理学理论的新成果，使其研究的范围逐渐扩大。值得强调的是，由于护理工作与人文关怀的不可分割，决定着护理学与伦理学的相互交融，形成了护理伦理学的鲜明特征。

第三节　护理伦理学的研究对象及内容

一、护理伦理学的研究对象

护理伦理学研究的对象是护理道德，护理道德包括护理道德现象、护理道德关系及护理道德的发展规律。

1. 护理道德现象

护理道德现象是护理领域中普遍存在的各种道德关系的具体体现，主要包括护理道德的意识现象、规范现象和活动现象三个部分。意识现象是指护理工作者在处理护理道德关系实践中形成的心理以及护理道德思想、观念和理论的总和；规范现象是评价护士行为的道德标准，是判断护理道德活动善恶、荣辱、正义与非正义的行为准则；活动现象是指在护理领域中，人们按照一定的伦理理论和善恶观念而采取伦理行为，开展伦理活动的总和。

2. 护理道德关系

护理道德关系是指在护理领域中按照一定道德观念形成的人与人、人与社会之间的关系。主要包括护士与服务对象之间的关系，护士与护士以及其他医务人员之间的关系，护士与社会的关系，以及护士与护理科学、医学科学等相关学科发展之间的关系。护士与服务对象之间的关系是护理工作中首要的、基本的关系，突出地表现为护患关系，这是护理伦理学研究的核心问题和主要对象；护士与护士以及其他医务人员之间是同事关系，他们之间有着广泛的工作联系，彼此协作、相互配合是完成整个医疗活动的前提条件；护士与社会的关系极为广泛，护理工作本身就是一项社会工作，不仅医疗机构，其他许多卫生机构和社会服务机构也存在大量护理工作，护士在这些工作中要承担社会责任；护士与护理科学、医学科学等相关学科的发展关系密切，这些学科的发展直接影响着护理工作，而护士对这些学科的发展也会产生直接的影响。

3. 护理道德发展规律

护理道德起源于护理实践的客观需要，并随着护理实践的发展而发展。护理道德的产生、发展有着自身的规律性。护理道德规律是指潜藏在护理道德现象背后的内在的本质的必然联系。因此,有什么样的护理道德思想和观念,就会有什么样的护理道德行为标准,进而就会产生什么样的护理行为,也会直接影响到各种护理关系。护理伦理学的任务之一就是发现、认识护理道德的发展规律,以使人们更好地尊重规律、利用规律。

二、护理伦理学的研究内容

护理伦理学研究的内容十分广泛,只要是涉及与护理职业有关的伦理道德问题均属于护理伦理学的研究范围。主要有以下三类:

1. 护理伦理学的基本理论

护理伦理学的基本理论包括生命论、道义论、后果论等功利主义论,以及美德论、人道论、公益论等内容。

2. 护理伦理学的原则、规范和范畴

护理伦理学的基本原则主要包括尊重原则、不伤害原则、有利原则与公正原则。护理伦理学的应用原则主要包括知情同意原则、医疗最优化原则、医疗保密原则和生命价值原则。护理伦理的规范包括:热爱专业、恪尽职守,尊重病人、一视同仁,举止端庄、文明礼貌,刻苦钻研、精益求精,互尊互学、团结协作,廉洁奉公、遵纪守法等。护理伦理学的范畴主要包括权利与义务、情感与理智、良心与功利、胆识与审慎等。

3. 护理伦理的修养、教育与评价

护理伦理修养、教育与评价包括护理伦理修养的途径和方法,护理伦理教育的过程、原则和方法,护理伦理评价的标准、依据、方式和方法。

三、学习护理伦理学的意义和方法

1. 学习护理伦理学的意义

从宏观角度看,学习护理伦理学的意义,就是充分认识护理道德的作用。从护士个体的角度,学习护理伦理学的意义,主要为:

(1) 有助于护士提高自身的专业修养,奠定良好的理论基础

学习护理伦理学,有助于我们从学科的角度对护理伦理问题进行客观的分析,帮助我们对伦理问题做决策,并学习如何进行自身修养。伦理学中的很多内容是我们日常生活的常识,只不过我们没有把它系统化。护士对护理伦理学的知识也是同样,有些停留在直觉层面,有些停留在个人喜好层面,有些还没有上升到对护理专业的认识高度。通过系统学习护理伦理学,有助于提高护士的职业修养,建立扎实的道德理论基础,更好地面对和处理职业生涯中的多样化问题。

(2) 有助于护士提高自身的专业技能,面对复杂的临床问题,作出正确的选择

护理行业涉及病人的生命健康,伦理问题远比日常生活中的复杂,对病人及其家庭的影响也至关重要。因此,处理好这些问题是护士道德素养的专业技能的体现。护士自身的情感、价值观和对健康与疾病的看法等都会影响到病人的健康,影响到护理的质量;反过来,病人也有着不同的道德教育背景,也来自不同的文化环境,对伦理学问题有着不同的反应方式,由此,护士必须考虑到与她有着不同伦理视角的病人(和家属),必须站在更高的道德层面维护病人的根本利益。另外,由于医学技术进步,医护人员对生命“操控”能力越来越强,

护士必须面临更多的伦理难题,比如怎样对待严重疾病新生儿、何时关闭"脑死亡"病人的维持装置、面对不良预后是否说真话等等。还有,护士要同病人、医生、家庭、社区甚至法院等发生关系,可能在某一个时刻,某方面的角色要优先。但优先顺序的确定会涉及不同人的利益,而涉及利益必然要引出伦理学问题,因此,究竟哪个应优先,如何使行为更符合伦理学的要求,需要通过学习来进行回答。

(3)有助于护士自觉履行职业使命,珍爱生命、尊重人性

学习护理伦理学,可使护士增加对于她们所护理的病人、其他专业人员甚至自己身上的不同的价值观的了解,自觉履行职业使命,提前判断出潜在的冲突情况,且在真实冲突爆发前加以预防。伦理学不是附加在护理工作之外,而是每一个护士在他们与病人和其他人的每日的接触中必不可少的组成部分。如果护士意识到护理工作中的伦理学因素,并愿意将伦理行为有意识地整合到护理实践中,体现在与病人的接触和交往的方方面面,那么,护士对社会的贡献将体现在对人性及其人的尊严的尊重,通过护理行为帮助病人找回更富尊严的生命。

2. 学习护理伦理学的方法

护理伦理学的学习方法包括理论联系实际的方法、系统的方法、比较的方法、逻辑分析的方法、社会调查法、学科间交叉法、探讨或讨论法(也就是案例分析法)等。

(1)理论联系实际的方法

首先是认真学习和研究护理伦理的基础理论及相关知识,了解和掌握护理学、医学的发展方向,在此基础上紧密联系我国护理道德现状,调查研究护理实践中产生的道德问题,并用所学的护理道德理论进行对照、认识,提高学习效果。

(2)系统的方法

护理道德包括道德意识、道德关系和道德活动三个子系统,这三个系统是相互关联、相互制约的有机整体。要把护理道德现象作为一个系统对待,应用系统的方法进行学习。

系统的方法要求坚持整体性的原则,把护士的道德品质与道德原则、道德行为、道德理想等联系起来考虑;坚持动态性原则,研究每个历史阶段护理道德的变化与发展。

(3)历史分析的方法

护理道德是一定历史条件下的产物,它和当时的社会经济有着密切的联系,并受其制约和影响。因此,学习护理伦理学一定要坚持历史分析的方法,只有深入研究护理道德的产生和发展的基础与条件,才能对其作出科学的认识和理解。

(4)逻辑分析的方法

在护理伦理中,进行护理道德评价需要作出道德判断,而其判断需要逻辑分析的方法,从纵横对比,从时间和空间上进行比较,对不同时空、不同地域、不同社会环境下的护理道德考察其异同的原因及其影响。

(5)案例分析方法

所谓案例分析方法,就是通过对常见事例的陈述,从中引出伦理学课程将要研讨的问题,这样比较自然地把理论问题带入到实践领域。进行案例分析,不一定设立固定的程序和方法,只要把问题分析透彻、有说服力就行了。

第四节　护理伦理学的历史、现状与发展

19世纪以前，由于医护同属一个职业，医学道德中也包含了护理道德，医学伦理学研究的对象也包括了护理道德。随着护理学科相对独立和趋于完善，对护理道德的研究也逐渐专业化，形成了相对独立的学科，并于20世纪20年代起逐渐形成了较为系统的护理伦理学学科体系。

一、中国传统医护道德对护理伦理学发展的影响

1. 中国古代医护道德

中国古代，医、护、药并无分工，也没有护理道德专论，但人们在长期的医疗护理实践中，逐渐形成了医护道德观念并留载于历代医学专著中。

与医护有关的道德观念中，儒家和墨家的伦理观地位突出。孔子曾说："天地之性人为贵"，意为天地之间的生命，人是最高贵的。在儒家"仁爱"和墨家"兼爱"思想影响下，早期的医学巨著《黄帝内经》就提出了"天覆地载，万物悉备，莫贵于人"，"不治已病，治未病"等道德理念。东汉时期的张仲景在《伤寒杂病论》中要求"勤求古训，博采众方"、"精研方术"、"爱人知人"，阐述了行医者应树立济世救人的为医之道和精于医术的行为规范。唐代孙思邈在《大医精诚》中倡导不论贫富、美丑、男女老幼，应一视同仁，并特别提出凡是品德高尚、医术精良的医生治病，一定要安定神志，无欲求，无希求，首先表现出慈悲同情之心，决心拯救人类的痛苦。明清时代是祖国传统医德发展的鼎盛时期。明代名医陈实功（1555—1636）所著《外科正宗》中的"医家五戒十要篇"提出了十分具体的医德规范，被美国乔治顿大学主编的《生命伦理百科全书》的附录（第四卷）收入，列为世界上最早成文的古典医德文献之一。

历代医家对医护人员道德规范的论述渗透在历代医学著作中，博大精深，概括来说：一是生命最宝贵，要尊重生命、爱护生命；二是要关爱病人，一视同仁；三是应以品德为重，清廉正直，不贪财色，不图名利；四是应坚持科学，反对鬼神；五是要精研医术，认真诊治。这些医护道德观念成为我国一代又一代医护人员的职业理念和行为准则。

但是，我国古代"男女授受不亲"，男主外女主内等封建礼教和陈规陋习，限制、制约了女护士对男病人的护理，影响和束缚了我国古代护理事业和护理伦理的发展。

2. 中国近现代护理道德

鸦片战争后西方医学连同西方文化一同传入我国。西医行业中设有专门的护理岗位，也有了专门的护理道德。这些护理道德对我国后来的护理伦理学发展产生了重要影响。1907年，爱国义士秋瑾在她翻译的《看护学教程》序言中深刻论述了护士职业的博爱本质。1918年，中华护士学会全国护士代表大会一致通过了铲除陈规陋习的决定。1926年，中华医学会制定了《医学伦理法典》，要求医生和护士之间应相互配合，密切合作。随后，各医院及护理行业在借鉴西方护理道德的基础上，结合中国传统医护道德和文化，相继提出了一些护理道德规范，逐渐形成中国近现代护理伦理观。

1928年，中华苏维埃政府在江西井冈山成立了第一所红军医院，其中设置了专门的护

理岗位,配备了大量护士。1941年5月12日,中华护士学会延安分会成立,毛泽东亲笔为大会题词:"护士工作有很大的政治重要性"。1941年7月15日,毛泽东为中国医科大学第十四期学员题词:"救死扶伤,实行革命的人道主义"。1942年5月,毛泽东专门为护士题词:"尊重护士,爱护护士"。战争期间,广大护士在条件十分简陋、环境极为艰苦、人员非常紧张的情况下,表现出的职业道德成为我国护理道德的重要财富。

新中国诞生之后,随着护理教育体系、护理职业体系的不断发展,护理道德体系也逐步建立。1993年卫生部公布的《护士管理办法》、2008年国务院颁布的《护士条例》,都对护理道德作了明确要求。广大护理工作者在健康宣传、疾病预防、临床救护、护理教育、护理科研等方面作出了重大贡献,在历次大型自然灾害救护、抗击传染病中所表现出的奉献精神,展示了我国护理工作者较高的护理道德水准。

二、国外医护道德对护理伦理学发展的影响

1. 国外古代医护道德

古希腊名医希波克拉底(Hippocrates)是西方医学的奠基人,被后人尊称为"医学之父"。他不仅创立了古代医学,而且创立了医学道德规范。希波克拉底时代的医生开始使用助手(包括医生的学生)做护理工作,助手和医生一样,同样要严格遵守行医道德。《希波克拉底誓言》是希波克拉底医学道德思想的集中表现,主要内容包括:第一,行医的宗旨是"为病家谋利益"。第二,强调医者的品德修养,"无论至于何处,遇男或遇女,贵人及奴婢,我之唯一目的,为病家谋幸福,并检点吾身,不作各种害人及恶劣行为,尤不作奸诱之事"。第三,强调尊重老师和同道,"凡授我艺者敬之如父母,作为终身同业伴侣,彼有急需我接济之,视彼儿女,犹如兄弟,如欲受业,当免费并无条件传授之"。第四,严守病人隐私,"凡我所见所闻,无论有无业务关系,我认为应守秘密者,我愿保守秘密"。该誓言成为西方国家医者入行时必须宣誓的内容,并成为座右铭。

古罗马沿袭古希腊的医护思想,并重视环境卫生,拥有引水管、排水管、下水管道及男女公共浴池等公共设施。医院内除医生外,还选择品格优良的妇女和老年男士做护理工作。这时的医院大多只收容奴隶和受伤的士兵,表现出医家对弱势群体的关爱。当时妇女不是唯一的承担护理服务的群体,在公元3世纪,罗马教会中有一个由男仆人组成的组织Parabolani(病号护理员),在亚历山德里亚瘟疫大流行时期为生病和临终病人提供照顾。中世纪时期,欧洲受基督教观念的影响,教徒们把对病人的护理看成是他们的宗教职责,并成立各种姊妹会和兄弟会,以便更好地护理病人。当时男女护士的比例相当,他们来自社会的各个阶层。古罗马护理道德的最大特点就是不计报酬地救治贫困人群,尊重和爱护病人,具有高尚的牺牲精神。

古印度医学在公元前5世纪前后就出现了护理的工作和职业。当时的名医、印度外科鼻祖妙闻(Susruta)在他的《妙闻集》中强调,外科治疗的成功有赖于医生、药物、病人和助手四大要素的密切配合,其中助手就承担着护理工作。妙闻对助手的素质提出了具体要求:应具有良好的行为和清洁的习惯,要忠于他的职业,聪明能干,乐于助人,和蔼忍让,对病人有深厚的感情,满足病人的需要,遵从医生的指导等等。在古印度的经典著作《吠陀》一书中谈及对产妇的护理,要求助产士和医生剪短指甲和头发,每日沐浴,以免对产妇构成伤害。公元前225年,印度国王阿索卡(Asoka)设立了多所医院兼医学院,招聘了许多妇女在这些医

院里从事护理工作。医院要求护士必须献身于护理工作,对病人有耐心,热爱自己的职业,并熟悉各种技能等等。

古阿拉伯时期,医院、医学院、图书馆等设施齐全,护理已经成为医生的辅助性职业。无论男女都可被医生雇佣当护士,并在医生的指导下工作。犹太族医学家迈蒙尼提斯(Maimonnides)在医学道德方面有很高建树和很多论述,他的职业道德观突出表现在《迈蒙尼提斯祷文》中:"愿绝名利心,服务一念诚,神清求体检,尽力医病人。无分爱和憎,无问富与贫。凡诸疾病者,一视如同仁。"可以看出,他在行医动机、态度和作风方面表现出了高尚的医德医风。

2. 西方近现代护理道德

在西方近代史上,对护理事业发展作出突出贡献的是南丁格尔。弗洛伦斯·南丁格尔(Florence Nightingale)根据她丰富的护理经验和体会编著了《护理札记》(Notes on Nursing),并于1859年公开发表。在该书中,南丁格尔最早提出了"护理"的概念,提出了对护理本质的最早的最一般的看法,确立了护理专业化,创立了护理学,同时也成为护理伦理学的先驱。《护理札记》涉及护理伦理的内容包括:病房的通风、温度、环境;对病人的尊重、隐私保护、多样化服务,以及护士个人卫生和同事间合作等等。南丁格尔从护理的对象、护士的地位和作用等方面强调了护理道德的重要性。南丁格尔在书中写道:"护士应该做什么,可用一个词来解释,即让病人感觉更好。"她说:"护理要从人道主义出发,着眼于病人,既要重视病人的生理因素,又要对病人的心理因素给予充分的注意",护士"必须有一颗同情的心和一双勤劳的手",她强调护士应由品德优良、有献身精神和高尚的人担任,认为让病人得到更好的照护是护士首要的职业道德。

此外,国际护士协会的宗旨和任务强调,要提高护士的教育水平和职业能力,加强护理伦理管理,对护理道德的发展起到了促进作用。1946年的《纽伦堡法典》、1948年的《日内瓦宣言》、1949年的《国际医德守则》、1953年的《护士伦理学国际法》、1964年的《赫尔辛基宣言》、1973年的《国际护理学会护士伦理法典》和《国际护士守则》、1977年的《夏威夷宣言》、2000年的《吉汉宣言》等重要文件,都从不同的角度对医务工作者包括护士的职业道德进行了明确规定,使护理道德体系更加丰富,内容不断完善。

三、护理伦理学的诞生、发展与现代价值

1. 护理伦理学的诞生

19世纪中叶,欧洲一些教会医院相继设立了从事护士培训的附属机构。1860年,南丁格尔创办了世界上第一所护士学校——南丁格尔护士培训学校(Nightingale training school for nurses),使护理由学徒式的教导成为正式的学校教育。尽管当时还没有护理伦理学这一学科,但学校在南丁格尔《护理札记》相关内容的基础上,向学生讲授护理伦理的一些内容,《护理札记》也是学生必读的经典之作。之后,部分欧美国家模仿该学校的办学、教学和课程设置模式,相继设立了多所护士学校,培养了大批专业护士。这是护理伦理教育走进课堂的开始。

20世纪20年代,英美国家相继出版了多本《护理伦理学》教材,护理伦理学成为独立于医学伦理学的专门课程。1953年7月,国际护士协会通过了《护士伦理学国际法》,指出"护士护理病人,担负着建立有助于健康的、物理的、社会的和精神的环境,并着重用教授示范的

方法预防疾病,促进健康。他们为个人、家庭和居民提供保健服务,并与其他保健行业协作"。之后,护理伦理学教材和体系逐渐丰富、完善。

2. 护理伦理学在中国的发展

20世纪40年代,中华护士学会翻译出版了西方的《护理伦理学》教材,但使用范围并不广泛。20世纪80年代中期以前,我国护理专业的伦理学教学基本使用医学伦理学教材,针对护理伦理的研究不多。

20世纪80年代中期,在中华护理学会和卫生部医政司护理处的支持下,组成了由马文元、何兆雄、陈力行任主编,14家单位参加的《实用护理伦理学》教材编写委员会。该教材于1986年3月由广西人民出版社出版。此后,部分院校的护理专业开始开设护理伦理学教程。1988年11月天津科技出版社出版了由王如兰编著的《护理伦理学》教材、1989年8月科学出版社出版了由李本富和丁蕙孙主编的《护理伦理学》教材,至此,开设该课程的院校逐渐增加,护理伦理学教材的版本也越来越多。

2008年5月,人民卫生出版社出版了由中华护理学会编制的《护士守则》。2009年2月,全国性护理伦理学学术机构中华医学会医学伦理学分会护理伦理学专业委员会成立,标志着护理伦理学的学科地位已被业界广泛认可,学科研究步入专业化和规范化轨道。但护理伦理学的理论体系和知识体系仍有待进一步梳理和规范。

3. 护理伦理的现代价值

护理伦理价值一般是通过具体的临床护理实践得以体现的。但是,随着现代医疗卫生保健事业的发展和医学模式的转变,护理学已由单一学科向综合学科发展,护理工作范围已经由单纯的疾病治疗护理扩大到全身心的预防、保健、康复等护理,护理工作对象也从少数患者逐步向全社会不同的人群扩展。与此相适应,护理伦理的现代价值正向着更全面、更深入的方向发展。

首先,护理伦理的价值不是单纯体现在护士身上或是调解护士与患者、护士与医际之间的关系,而是已扩展到护士与社会群体、护理事业与全社会的关系,即包括社区护理、家庭护理、特殊护理等,做好各种人群的治疗、预防、保健、康复、宣教和计划生育。

其次,现代医学的快速发展,医学高新技术逐步进入医院、社区和家庭。大量的新技术和新操作应用于护理过程中,带来了护理模式的转变以及护理内容的更新,这些变化都推动了护理伦理的发展。

以疾病为中心的护理逐步转化为以病人为中心的整体护理,这些都是以尊重人的生命、尊严和权利为条件来实现的。因此,护理伦理的现代价值更加彰显了护理学科的人性化。

4. 护理伦理学发展所面临的挑战

(1) 护患关系物化的挑战

随着医学水平的提升和社会的发展,医学手段和设备逐步趋于数据化。医护人员借助各种仪器和网络,在计算机的终端获得信息并进行诊断、评估,甚至可以遥控操作手术。这些现代化手段淡化了与患者的语言交流、情感沟通,强化了单纯依赖数据、指标,造成了医患关系与护患关系的物化倾向,对病人心理变化、情感的慰藉常被忽视,病人的众多社会需求也难以顾及,加大了护患之间的信息不对称程度,继而导致护理成本增加。护患关系的物化趋势不仅不符合现代医学护理模式的要求,也有悖于现代文明条件下的伦理道德要求。

（2）高新技术引发伦理难题的挑战

医学科技的发展在为人类带来福音的同时，也带来了一系列的护理伦理难题，甚至导致了护理道德危机。如人工受精、体外受精、试管婴儿、胚胎移植术、克隆技术、无性生殖术等新的生殖医学手段，打破了传统的婚姻、血缘和家庭观，出现了家庭、社会纷争等系列伦理冲突。护士作为新技术的应用者和执行者，必然身处这些伦理冲突之中。除此之外，医学技术进行的动物实验和人体实验问题，脏器移植时器官商品化和分配公平性问题，基因治疗技术可能导致人类创造出新的物种，从而违背自然规律等问题，都是对传统伦理观念新的挑战。

（3）人口老龄化与疾病谱新变化带来职业难度的挑战

我国人口老龄化、高龄化、空巢化是未来几十年重要的人口特征。人口老龄化在给护理工作带来更大工作量和工作难度的同时，也对当前的护理道德建设产生重要影响。强化尊老、敬老、爱老观念，用科学的手段、无微不至的关爱和亲人般的情感照护好老年人，成为新时期护理道德的重要内容。

与此同时，由于人类对环境的破坏、气候的自然变化、人类生活方式和生活习惯的改变，以及社会竞争压力的加大等多种因素的影响，人类疾病谱产生了较大的变化，同样给护理伦理带来了挑战。护士在面对新型烈性传染病，面对疗效不明显的慢性疾病，面对神智恍惚错乱的精神病人时，都应具备更高的、更符合时代要求的职业道德素养与业务技能。

（4）护患矛盾增多、职业风险加大的挑战

护士一向被人们比喻为"白衣天使"，表明护理行业拥有较好的专业地位和社会评价，但是由于多种因素，我国医疗卫生行业近年来呈现社会美誉度下降，医患、护患矛盾突出，职业风险加大的情况。护士相对于其他行业从业人员有较大的心理落差，如何在复杂的社会环境下坚定自己的职业选择和人生价值观，坚守自己的职业操守与服务水准，无疑也是现实的考验。

（5）医院经营管理中的现实逐利性对护理伦理的挑战

在市场经济体制下，我国公立医院尚不能依赖政府的经济支撑维持运营，考虑经济核算、讲究利益回报是医院和护士都不可回避的现实。在此情况下，护士理想中的病人权益最优化与现实中的经济利益最大化往往产生激烈的冲突，而这种冲突的结果有可能是前者服从后者，从而导致了过度治疗、缺乏责任心、拜金主义等不良现象的出现，这是对医疗卫生行业与医护人员共同的挑战。

（张　涛）

思考与练习

【思考题】

1. 道德的调节功能与法律相比，有哪些差异？道德规范与法律规范不一致时，护士应该怎么办？

2. 怎样理解新健康观与整体护理新概念的产生推动了护理道德的新发展？

第二章 护理伦理学的理论基础

【学习目标】

识记 1. 各伦理学理论的基本含义与伦理意义

2. 行为功利主义与规则功利主义的概念与区别

理解 1. 生命神圣论、生命质量论及生命价值论的相互关系

2. 道义的自律和他律

3. 医学人道主义的发展历史

4. 伦理学理论的局限性

应用 在护理实践中能应用相应的伦理学理论指导护理行为,并进行伦理决策

伦理学的理论基础是历史上和当代伦理学诸多学派及其多种形态的理论积淀,它构成了护理伦理学的理性基质,也是全面把握护理伦理学的基本要求。这些主要伦理学理论包括生命论、道义论、后果论、人道论、美德论、公益论。

第一节 生命论

生命论(biognosis)是关于人生命的本质和意义的理论,即对生命的认识和看法。随着社会的进步和医学科学的发展,人们对生命的本质和意义的认识也在不断变化和发展着,生命论先后经历了生命神圣论、生命质量论和生命价值论等不同的伦理认识阶段。

一、生命神圣论

1. 生命神圣论的含义

生命神圣论强调人的生命不可侵犯、具有至高无上的道德价值;强调任何情况下都应该无条件地保存生命、不惜任何代价维持和延长生命;认为一切人为终止生命的行为都是不道德的。该理论认为,生是人的一种基本权利,任何情况下人们都要尊重自己和他人的生命,每个人的生命都必须无条件地受到保护和尊重,人的生命高于一切。

2. 生命神圣论的伦理意义及其局限性

生命神圣论在人类思想发展史中具有重要价值,它让人们知道:当人的生命遭到疾病侵袭或面临死亡威胁时,医护人员确实应该义不容辞地运用所掌握的医学知识和技能竭尽全力维护生命的存在,不遗余力地协助病人恢复健康,挽救生命,延缓死亡的来临。生命神圣论唤醒了人们对生命的珍视,推动了医学、护理学和医护道德的发展。

(1) 从道德的角度强化了医学及护理学的宗旨

生命神圣论强调尊重和维护人的生命及促进病人的健康是医护人员的重要责任,它时常提醒人们医疗、护理职业的神圣与崇高。因此,生命神圣论的出现使医学和护理学的社会使命及宗旨从道德上得到了进一步的强化。

(2) 为医学人道主义的形成与发展奠定了思想基础

生命神圣论要求人们热爱生命,关心和珍惜生命;而医学人道主义倡导尊重人的生命和人格,保护病人生命和健康。由此可见,生命神圣论的思想推动了医学人道主义的形成与发展,在现代医学及护理伦理体系中占有重要的地位。

生命神圣论在医学伦理学的发展中起到了一定的作用,然而,随着社会医学的发展、医学的进步,人类对生命的意义有了新的认识,尤其是生命质量与价值观的出现,使得生命神圣论的局限性充分表现出来。它的局限性主要表现在以下两个方面:

(1) 片面强调人的生命数量及生物学生命

生命神圣论是建立在对个体的纯粹生物学意义的朴素情感基础上,缺乏人类成熟的理性基础。它重视人的生命数量及生物学属性,忽视了人的生命质量与社会学属性。因此,人类如果只强调个体生命的至上性,必然导致偏重人口数量,而无视人口质量,从而造成人口素质相对下降及人口的恶性膨胀,进而给人类的自身带来危险,甚至是毁灭性的灾难。

(2) 对生命的认识过于简单抽象

生命神圣论一味强调生命神圣不可侵犯,缺乏辩证基础。它把生命神圣与生命质量和价值分开,与现实产生矛盾。因为事实上并非一切状态下的生命都是神圣的,生命神圣与否应取决于生命价值与生命质量的统一。此外,生命神圣论只重视个体生命意义而忽视作为人类整体利益的重要性,表面看来是尊重人的生命,但对人口过剩的国度来说,却会侵害人们整体的利益。

二、生命质量论

1. 生命质量论的含义

生命质量论(theory of life quality)是以人的自然素质(体能和智能)的高低、优劣为依据来衡量生命对自身、他人和社会存在价值的一种伦理观念。生命质量论是现代医学发展的产物,从理论上弥补了生命神圣论的部分缺陷。生命质量是指人体自然素质及其功能的状况,是人体器官、功能生命力状况的综合体现。它是对生命存在的一种价值判断,打破了生命神圣论对生命存在的粗略统一。

对生命质量的评估可以从三个方面进行:①主要质量。指个体的智力发育和身体状态。这种质量程度如果过低,则不应该继续维持其生存。如对于严重的先天畸形与无脑儿等,应终止其生存的可能。②根本质量。指生命的目的和意义,即体现与他人和社会相互作用关系中生命活动的质量。当该质量低到失去生命的意义和目的时,应考虑是否应该继续维持。

③操作质量,即以客观方法测定的生命质量。如利用智商、诊断学等范畴的标准来测定智力发育和生理方面的状况。生命质量也可以用痛苦和意识丧失来衡量,如严重脊柱裂的婴儿、极度痛苦的晚期癌症病人与不可逆的昏迷病人等都是生命质量极其低下的。生命质量的高低由先天性因素和后天性因素决定,后天因素相对而言较为重要。先天因素主要是指遗传因素,后天因素主要是指家庭、个体生长的社会环境、物质条件和教育程度等。

2. 生命质量论的伦理意义及其局限性

生命质量论的提出标志着人类生命观迈向成熟,更加理智,它已成为现代医学伦理学和护理伦理学的核心观点,并为改善人类生命及生存条件提供伦理依据。

(1) 生命质量论的形成与发展标志着人类对追求自身完美的理性认识。生命质量论是人类自我意识的新突破,深刻认识到了人口素质关系到自身的命运,因此要求改善自身素质,注重生命质量,以求更大的发展空间。

(2) 生命质量论的形成与发展为制定社会政策提供了理论依据,如人口政策、环境政策、生态政策等。

(3) 生命质量论的形成与发展为医疗中的护理决策提供了伦理依据。在医疗护理活动中,医护人员可以依据生命质量标准来决定是否延长、维持、结束或缩短个体的生命,如对畸形胎儿实施人工流产等。

(4) 生命质量论的形成与发展为医护人员追求高质量的服务提供了促进作用。生命质量论使得医护人员认识到医疗卫生工作不仅需要解除病人的病痛,维护和延长病人的生命,而且要努力促进病人的康复,提高他们的生活质量,因此为医疗护理学科的变革与发展起到了一定的推动作用。

毋庸置疑,生命质量论也存在其局限性。该理论以人的自然素质来衡量生命存在的价值,决定了其应有的局限性。它忽略了一些质量与存在价值无法统一的现象,如有人生命质量很高,而其存在价值很小,甚至是负价值;也有人生命质量很低,却有很高的存在价值。因此,生命质量论与价值论的结合才更有利于医疗护理活动的伦理决策。

三、生命价值论

1. 生命价值论的含义

生命价值论是以人具有的内在价值与外在价值的统一来衡量生命存在意义的一种伦理观。它主张以生命的价值来衡量生命存在的意义,强调生命的价值效用,注重生命对他人、对社会的贡献。一个人的生命价值的大小主要取决于两个方面的因素:一是生命本身的质量,是生命所具有的生物学价值;二是生命对他人、对社会和人类的意义,即生命所具有的社会学价值。前者决定了人的内在价值,后者决定了人的外在价值。判定人的生命价值要把内在价值和外在价值相结合,不仅重视生命的内在价值,更应重视生命的社会价值,即对他人、对社会的贡献。

2. 生命价值论的伦理意义及其局限性

生命价值论是生命观认识的一个新的视野,它的提出具有以下伦理意义:

(1) 丰富了人们对生命存在意义的认识

生命价值论的意义在于将生命的生物学价值和社会学价值统一起来,并以此来评价生命存在的价值。生命价值论的提出,为全面认识人的生命存在意义提供伦理理论依据。

（2）有利于作出科学医疗决策

生命价值论借助现代技术使医务工作者在竭尽全力挽救病人生命的同时，对那些濒临死亡的病人作出生命价值的判断，挽救有价值的生命，使其继续为社会作贡献；避免延长无价值的生命，增加家庭和社会不必要的负担，以保证人类和谐生存与发展。

（3）有利于推动医学进步和社会发展

生命价值论的提出，使医学道德的目标从关注人的生物学价值和医学价值进一步扩展到关注人的社会价值，为计划生育、优生优育的基本国策提供了道德佐证，也为处理大量临床工作难题，如不可逆转疾病的无效治疗、缺陷新生儿的处理、节育技术的推广及安乐死的应用等，提供了新的思路，推动了现代医学的发展，对于促进社会文明进步也产生了积极的影响。

但是片面强调和绝对化生命价值的行为也是不妥的，必须注意到生命价值论也有其自身的局限性：

（1）并非一切没有价值或者价值不大的生命都应该被否定。

（2）由于不同的社会群体对生命价值均有不同的观点和看法，产生不同的标准，因而对生命价值的评价本身具有一定的复杂性和难度。

（3）生命的价值也并非一成不变，它会随着时间、条件的变化而变化，这种变化势必会影响到人们的认识和判断。

四、生命神圣论、生命质量论和生命价值论的相互关系

生命神圣论、生命质量论与生命价值论这三种对生命认识的观点并非互相取代、绝对独立，而是在吸取合理、有价值的因素的基础上的有机统一，表明人类对自身生命认识的深入发展。从生命神圣论到生命质量论，再到生命价值论的线性发展，是人类文明进程中对生命的思考和理解的不断完善。生命价值论的提出是对生命神圣论和生命质量论的辩证发展。一方面，生命价值论不否定人的生命与其他生命有着本质的区别，并具有神圣性。但生命价值论摒弃了以宗教神秘主义为基础的生命神圣论，认为生命神圣的基质并非源自超越性的力量，而是源自人具有不同于其他生命的特质。人具有独特的思维意志和知识情感，具有主体性和创造性。除此之外作为道德主体，人还具有特定意义的人格和尊严。另一方面，生命质量（体能和智能）是生命内在价值的基础，但生命质量更强调人的生命本身的状态，生命价值论则在生命质量论的基础上，提出了生命对他人、对社会和人类的意义，生命质量论从个体角度讨论生命存在的质素和意义，却忽略了个体生命的社会价值意义。例如一个生命质量很低的植物人患者对其家属而言的情感意义及对社会而言的精神激励价值。

综上所述，生命神圣、生命质量和生命价值三种观点都有其合理之处，具有统一性。对任何一个理论绝对化使用都会使生命失去其真正的意义。生命神圣的实际意义，就在于生命至高无上的价值和生命的质量特性。生命质量论与生命价值论是生命神圣论的补充，而生命神圣论是生命价值论和生命质量论的前提和归宿。

五、生命论在护理实践中的应用

生命论以三种生命观为理论基础，使医护道德观念从传统的维护生命的格局，上升到提高生命质量和价值的格局，使医护道德的目标从关注人的生理价值和医学价值，扩展到关注

人的社会价值,从而为临床目前面对的一些最尖锐的伦理问题的处理提供了必要的理论依据,同时也为处理临床工作的一系列难题提供了伦理依据和新思路。具体而言,生命论在护理实践中可以:

(1)帮助护士正确看待生命的存在

在护理实践中,如何认识和看待病人的生命存在是指导护理实践行为的前提。所有的生命都具有神圣性,但其生命个体的质量如何,其生命存在对社会、他人的价值如何,诸如此类的伦理学探讨为护士辩证、全面地认识人的生命提供理论依据。

(2)有利于护士在现代医疗条件下全面衡量生命的价值

现代医学和护理学已经突破了传统伦理中医护人员与病人之间简单的义务关系,而发展成为医护人员与病人、社会等多重性质的契约关系。生命论能帮助护士在护理实践中不仅考虑病人个体生命的质量与价值,还能全面考量个体生命存在的社会价值,乃至对人类整体的价值意义。

第二节　道义论

道义论(deontology)也叫做义务论,是关于义务、理性、责任和应当的伦理学理论。它是传统生命伦理学的重要道德范畴,也是护理伦理学的重要组成部分和理论基础。

一、道义论的含义

道义论是以责任和义务为行为依据的道德哲学理论的统称。道义论认为人们行为或活动的道德性质和意义在于该行为所具有的伦理正当性,这种正当性,来源于它与社会公共道德原则的相符。道义论倾向于考察一切能够从道德上进行评价的行为,对他们都附加某种底线约束——即不能逾越某个界限。它关注的不是行为要达到什么目的,而是更基于优先对行为本身的判断。道义论认为对一个行为对错的评价不能诉诸行为的后果,而是应根据规定伦理义务的原则或规则,而这些原则或规则是不管后果如何都必须贯彻的。例如,"遵守诺言"这一行为准则就是一种普遍化的规则,因而就构成对人的一种绝对道德命令,而不管守诺行为会带来好的或是坏的结果。

道义论分为行为道义论(action deontology)和规则道义论(rule deontology)。行为道义论认为一个人依靠直觉、良心就能够直接知道他应该做什么,只要行为本身是合乎道德的,这个行为就是正当的。但是直觉和良心是无法得到完美保证的,尤其是在压力、无人监督、短时间内的决策或是与个人利益相关的情形下。规则道义论认为应根据原则和规则确定行为的对错,并认为这些原则和规则的指引作用远比经验的直觉、良心重要。规则道义论里的原则和规则指导一个人应该做什么和不应该做什么,有明确表述的道义原则,故而规则道义论更有利于伦理决策。

二、道义的自律和他律

道义或义务是以强调理性对于感性欲望的压制的自我约束和自我牺牲伦理,强调人们在道义上应负的责任和义务。这种道德义务分为自律和他律两种。任何真正意义上的道德义务都是他律性和自律性的统一。

1. 道德义务的他律性

社会生活中各种客观的利益关系所规定的、社会和他人对个人的要求，以及个人对他人和社会应承担的责任，构成道德义务的基础。人们由于社会关系而承担的责任和使命，是一种社会性存在，即是一种道德他律。道德义务的他律性强调的是外在的客观要求，不是超人的神性、理性和自然人的本能。它源自社会关系、道德关系以及社会道德要求，具体反映在规定的道德原则和规范之中。这种客观要求会对个体的行为产生一种外在的影响力，这就是道德义务的他律性。如社会普遍认为医护人员收红包是可耻的，那么对某一个医生或护士来说，他就会受到这种群体规范和信息的约束，而不收取病人的红包。这种行为的义务性源自外在的医患或护患关系的客观道德要求，而非主体自身的自愿要求。

2. 道德义务的自律性

道德义务的实现需要人们主观上的自觉意识和内心的自愿要求，这种内在的自觉意识和自愿要求即是道德义务的自律性。从某种意义上说，道德义务的自律性高于他律性。自律性不是被动地受规范制约，而是出于自愿自觉地对义务的遵守，是把客观的、外在的要求内化为主观的、自觉的道德意识。此时的道德义务由外部性命令转化为了内部的自主性。例如医生不收受红包的义务如果是源自医生内心主动对这种行为正当性的否定，那么就属于一种自律性行为。

由此可见，道德义务的他律性可以升华为道德主体的道德责任感，内化为道德义务的自律性。一旦成为一种自觉的习惯，就能使道德主体变得积极主动，从而摆脱道德义务所具有的消极和被动地位。

三、道义论的伦理意义及其局限性

1. 道义论的伦理意义

道义论在伦理学理论中占有重要位置，在医学伦理学及护理伦理学中发挥重要的作用。从医护伦理学的历史脉络来看，道义论曾经在相当一段时间内占主导地位。如古希腊希波克拉底誓言中所提出的："无论至于何处，遇男或妇，贵人及奴婢，我之唯一目的，为病家谋幸福，并检点吾身。"在突出彰显中医医德伦理的《大医精诚》中也有："凡大医治病，必当安神定志，无欲无求，先发大悲恻隐之心，誓愿普救含灵之苦。"道义论可以通过诉诸形式化的道德原则来避免人们行为的任意性，即以道义原则为伦理基础的行为可以避免许多可能出现的恶果。道义论可以明晰护士在护理实践中的道德义务和道德责任，可以使护士明确应当做什么和不应当做什么，规范护理行为的正当性。

2. 道义论的局限性

道义论的局限性主要表现为以下几个方面：

（1）道义论忽视了行为动机与效果的统一，不利于道德更好地实现与发展

由于对道德行为全过程的把握不能够全面彻底，道义论有可能忽视人的需要、目标和派生的价值。走向极端的道义论有可能彻底割裂道德和价值的联系，使道德成为完全枯燥、空洞和生硬的东西。

（2）道义论忽视了对个人义务与对他人、社会尽义务的统一

道义论虽然在传统医学伦理学中发挥了极其重要的核心作用，但是随着科学和技术的发展，医学界也面临着一系列的伦理难题和时代性的伦理困境，单靠道义论作为理论基础和方法手段已经不能完全满足社会、时代的需要。而在遇到对个人的义务和对他人、社会的义务相矛盾时，也显示出难以决策的伦理问题。

（3）道义论忽视了个体在健康维护中的义务和责任

在医学行为上，道义论可能更强调医护人员对病人医德义务的绝对性和无条件性，却没有明确病人个体的义务和责任

四、道义论在护理实践中的应用

道义论在护理实践中一直占有重要地位，对护理学科的建设与健康发展起到了巨大的推动作用。

1. 提高护士道德认识，明确护理道德责任

道义论使得护士认识到治病救人、为病人服务是其应尽的职责和最基本的道德义务，而且履行此职责是自觉自愿和无条件的，而不是以得到某种权利和报偿为前提条件。道义论要求护士在工作上要严谨务实，认真负责，力求最佳护理效果；同时要求护士注重自我内在素质的修养，对病人要富有仁爱救助、尽心尽力、同情关怀、公正、宽容、尊重等情感与心态；要求护士积极创造最佳护理环境和氛围，不伤害和维护病人合法权益，全面提高护理质量。

2. 明确护理实践活动中人是目的而非手段

道义论并不以结果作为判断行为好坏的依据。在道义论中，单纯好的结果并不能使一个人的行为获得道德上的认可。例如护理研究人员不能以"因为护理行为或护理科研行为的结果造福于病人或全人类"这样的理由，剥夺病人知情同意权，也不能在护理病人或研究过程中弄虚作假，欺骗病人或研究对象。

3. 促进护士自觉、有效地履行职业规范与伦理要求

道义论可以促进护士在自觉履行护理道德义务的过程中，认识到自己对社会、对医院、对病人所承担的责任，并在护理活动中得以实现。护理伦理责任是道义原则和规范对护士的要求，护士将其与护理行为有效地联系起来，形成自己的护理行为动机并上升为道德责任感，将使护理行为由消极被动变为主动，由道德的他律向道德自律转化，即由"要我为病人做好"变为"我要为病人做好"，更有利于处理好与病人、集体和社会的关系。

第三节　后果论与功利主义

后果论（consequentialism）又被称为目的论或效果论，是以道德行为后果作为确定道德规范的最终依据的伦理学理论。后果论认为判断人的行动在伦理上对错的标准是该行动的后果，认为我们可能确定某种（或某几种）"好"为后果的最高或最终价值，并依据后果的"好"来规范我们的行为，来确定行为的正当性。后果论的最大学派是功利主义或功利论（utilitarianism）。

一、功利主义的含义

功利主义就是根据行为是否以相关者的最大利益为直接目的而确定道德规范的后果论,它首先把"好"定义为功利,然后再把"正当"定义为能够最大限度地增加"好"(功利)的东西。功利主义的道德原则是"最大多数人的最大幸福",它认为每一个人的行为或所遵循的原则应该为最大多数人带来最大的快乐或幸福。

二、功利主义的主要内容

后果论认为,对一个行为伦理上的判断,要看该行为所导致的后果。而功利主义则把这个后果具体为行为的效用或功用(utility),即要看该行为所带来的是快乐或幸福,还是痛苦或不幸。其决策过程包括:首先列举一切可供选择的办法,然后计算每一种办法可能的后果,最后比较这些后果,找出能获得最大量幸福或快乐和最小量不幸或痛苦的办法。功利主义的创始人是18世纪末英国哲学家边沁(Jeremy Bentham),他认为"行为的正当与否是与它能否增进快乐或幸福为依据"。功利主义的另一个代表人物是19世纪英国的道德哲学家密尔(John Stuart Mill),他进一步对行为的效用进行了阐述,认为效用应该能够给人带来精神上的愉悦,而不仅仅是导致身体上的快乐。

功利主义都主张用效用原则判定行为对错,但是在判断行为正当错误的标准问题上有两种不同观点:一是行为功利主义(act utilitarianism);二是规则功利主义(rule utilitarianism)。行为功利主义认为,一个行为的正确,当且仅当这个行为所产生的效用比其他任何行为都要大。例如在对一个癌症患者作出诊断后,医生和护士面临"告诉病人真实病情"或"向病者隐匿病情"两种选择。选择前者可能带来的结果是增加病人的痛苦,甚至影响病人的病情;若选后者则可能是医护人员因"说谎"而获得的负面社会评价,但由于其动机是善意的,所以这种负面评价可以得到消抵。故而综合考量,选择能对有关各方产生最大效用的行动——用"善意的谎言"向病人隐瞒其真实病情。而规则功利主义则认为判断一个行为的正确性,需要依据这个行为是否符合规则,而应用该规则在当下的情境下能够获得正效用,或者正效用大于负效用。例如,在决策是否"将一个身体健康的智障者的器官移植给需要这些器官的某位大慈善家、某位诺贝尔奖获得者或智商超常的孩子"时,按照行为功利主义的观点,仅从行为本身来看似乎以一个智障者的性命换取对社会有很大价值的三个性命来说,该行为将产生更大的正效用。但按照规则功利主义的观点,这样做破坏了"任何人的生命都必须得到尊重"的规则,而这一规则破坏后将产生更深的负效用,即"人们对每个生命的不平等对待",因而该行为最终的效用还是负效用大于正效用,因此,从伦理上是不能允许的。

三、功利主义的伦理意义及其局限性

1. 功利主义的伦理意义

功利主义不仅是重要的伦理基础理论,而且也是社会抉择理论,它的诞生与发展对社会的经济、法律和文化都产生了深远的影响。功利主义具有明确的分析方法和决策规则,由对每个行为可能带来的正面利益与负面损害的思量来判断行为的正确性。马克思和恩格斯在《德意志意识形态》中认为:"功利论至少有一个优点,即表明了社会的一切现存关系同经济基础直接的联系。"同时,功利主义提倡关注个人利益但还必须注重总体利益,认为"行为的是非标准并不是行为者一己的幸福,乃是一切与这行为相关的人的幸福",认为只有普遍的幸福、共同的福利才是最终的道德目的,体现了功利主义伦理的道德理想和终极关怀。它从人性的角度出发肯定了人对幸福的追求,并力求将自我利益、他人利益以及社会利益有效沟通,它反对一切仅从自己出发的狭隘利己主义,提倡以谋取大多数人的幸福为最终目的。另一方面,功利主义明确了道德判断的最终标准,而有效地防止了因空谈道德和义务所导致的道德至上主义和教条主义。人们如果根本不知道要去哪儿,又怎会知道为什么要走这条路而不是走那条路。道德亦是如此,如果不知道道德的目的是什么,就无法衡量什么样的行为是道德的。功利主义正是明确地提出行为的效用即"最大多数人的幸福"这一目的,避免了道德选择中的盲目性和不确定性。

2. 功利主义的局限性

功利主义的局限性主要表现为以下几个方面:①功利主义强调"功利"价值上的绝对优先性,而使其与平等、公正、自由、人权等人的基本道德权利之间形成了外在价值冲突。如果每个人都配享自由的权利,那么任何个人或组织就都不能以任何名义包括普遍幸福而予以违背。而功利论中的为了增加普遍的幸福而牺牲一个或少数群体的利益也不可能是公平的,它将导致以利益计较的观点看待生命,忽视每个不同社会价值生命体的平等性。②一个完整的行为包括行为者、动机、行为的过程和行为的效果,功利主义只将行为的功利后果作为最具有内在价值的判断标准,而将其他要素的价值都由结果来决定,具有片面性。功利主义着眼于行为后果,但行为者和行为动机都会给行为本身造成不确定性。比如一个没有道德感的行为者,就不确定其在行为的判断中会谋求什么样的"最大多数人的幸福"。

四、功利主义在护理实践中的应用

1. 有利于护士有效地进行决策

功利主义是对行为选择中的正面影响与负面效应的权衡,简单明晰,可操作性强,能指导护士在护理决策中做到以大多数人的利益为重,从而使社会卫生资源的使用价值最大化。

2. 有利于护士开展护理实践活动

由于功利主义以行为后果来确定行为的正确性,故而护士能够根据"是否能带来好的结果"来衡量护理实践中的行为是否恰当。

3. 有利于充分调动护士的积极性

功利主义克服了义务论的某些局限与不足,帮助护士正当地充分考虑护理行为中的整体效益,既包括患者健康的效用、护士的效用,也包括护理单元的效用以及社会效用,从而有利于护理行为实现整体效益的统一。该原则同时使护士可以正当地考虑自己和社会整体的利益,调动护士的积极性。

第四节　人道论

人道论(humanism)又称为人道主义,是关于人的本质、使命、地位、价值和个性发展等的伦理理论。人道论强调以人为本、肯定人的价值、维护人的权利,并且用人的本性作为考察的标准。

一、人道论的含义

Humanism 一词是从拉丁文 humanistas（人道精神）引申而来的,在古罗马时期引申为一种能够促使个人的才能得到最大限度发挥的、具有人道精神的教育制度。人道主义有两方面的基本含义:一是关于人的价值标准问题,认为人本身具有最高价值,任何其他价值都不能凌驾于人的价值和尊严之上。另一是关于如何对待人的标准问题,认为应该善待每一个人,应当维护人的尊严,尊重并重视人的权利。人道论的核心内容就是:重视人的价值,重视每个人的自由、平等、幸福为最高价值。

二、医学领域中的人道主义及其历史发展

人道主义的伦理核心是"以人为本",而医学作为一种对人的生命关照的"仁术",其与人道主义有着天生的契合性。人道主义和医学的契合是人道主义本质和医学的人文本质之间内在统一性的必然结果。1953 年国际护士会议制订的《护士伦理学国际法》中明确指出:"为人类服务是护士的首要职能,也是护士职业存在的理由。""为人类服务"即是护理行为中人道主义伦理的目标。具体而言,医学领域中的人道主义是指在医疗护理活动中,特别是在医患、护患关系中表现出来的同情和关心病人、尊重病人的人格与权利、维护病人利益、珍惜人的生命价值和质量的伦理思想。

医学人道主义始终是各时期医学道德的核心内容。自人类发展以来,医学人道主义经历了漫长的发展过程,主要表现为以下几个阶段:

1. 古代朴素的医学人道思想

古代的医学人道思想源于人类对生命的追求和渴望,对受到病痛折磨生命的同情和关心,对人在社会中平等权利的尊重。因此,具有朴素的道德情感和明显的反抗等级制度的进步意义。古代医学人道思想的理论基础是为个体病人服务的道义论和宗教的因果报应学说。

2. 近代医学人道思想

近代医学人道思想是指资本主义历史时期的医学人道思想。近代实验医学的兴起和发展,加之资产阶级人道论思想的影响,为医学人道思想的实施提供了更多的条件,使得它无论在深度与广度上,还是在内容与形式上都有较大的发展。该阶段的医学人道思想的特点表现为:①冲破了宗教神学的束缚,使医学面向自然,面向人本身;②重视科学和临床经验,使医学面向病人;③以人为出发点,将治病救人、维护健康(和生命)视为神圣的使命。近代医学人道思想的理论基础是生命神圣论、资产阶级的人性论和人权论。

3. 现代人道主义

现代医学人道主义是指 19 世纪末 20 世纪以来的医学人道主义,这是医学人道主义发展的新阶段。其特点是:①强调医学是全人类的事业,把人的生存权和健康权看作基本人权的重要内容,坚决反对利用医学残害人类或作为政治斗争的工具;②医学人道的思想内容更加全面具体。现代医学人道主义不仅成为医学伦理学的一条基本原则,而且成为一种带有法律效应的医学伦理规范,在许多国际性和地域性的医学法规中得到了充分的体现,在病人权利、弱势人群的健康和医疗保障、人体实验、精神病病人、战争和俘虏的医疗权利等方面得

到张扬。现代医学人道主义的理论基础是身心统一的道义论、公益论、生命价值论。

三、人道论的伦理意义

1. 突出体现了医疗、护理领域的伦理价值

人类医学及护理学的创立并非是基于冰冷的技术和空洞的理论,更多是对人本身的关爱与照护。人道论及医学人道主义都强调对"人"的主体性地位,强调尊重人的价值和尊严,这正是医学、护理学伦理价值的关键所在。人道论提示人们在医疗、护理实践活动中,人才是目的,医护人员要"以人为本",为人类的幸福提供充分条件,关心、爱护、尊重"人"。

2. 明确了医疗护理行为伦理选择的目标

这个时代充斥着价值冲突和价值选择。科学技术的发展和医疗的商业化趋势,使得医护人员面临更多的伦理困惑。但是医学人道主义强调"人的价值",提示护士在所有临床实践中伦理价值应该是最基本和最首要的考虑因素。护理实践中的人道主义要求护士尊重和关爱服务对象,从满足服务对象的人本需求的视角检视护理实践行为。

四、人道论在护理实践中的应用

在护理伦理实践领域中,护士在注重对知识、技能、公正、严谨、慎独等伦理规范追求的同时,更要注重以实现人类的健康为出发点,关爱及尊重服务对象所应享有的一切权利和人本需求。具体表现为以下几个方面:

1. 尊重服务对象的生命和生命价值

尊重生命是人道主义基本的或最根本的思想。因为人是天地万物间最有价值的,人的生命不可逆转,生命对任何人来说只有一次,生的权力是人的基本权;另外,在护理服务过程中,还要注意保持和维护服务对象的生命质量和生命价值,对那些生命质量极低,社会为维护其生存所花代价太高的生命不应承担特殊救治义务。

2. 尊重服务对象的人格和平等医疗权利

人人享有卫生保健,在医学面前人人平等是人道主义所追求的理想。在护理实践中,护士应当尊重服务对象不同的文化背景与宗教信仰,对于服务对象不同的生理、心理、社会、经济情况提供平等的、优质的、人性化的照护。另外,对护理对象进行照护的过程中,对服务对象的尊重与关爱也是提高护理质量及护理效果的必要条件。

第五节 美德论

在人类历史的长河中,继承和弘扬优良传统美德是亘古不变的真理。美德论(Virtue ethics)是美德伦理学的理论体系,又称为德性论(Character ethics)。它关注人如何表现才是道德完美的行为,人如何实现道德完美的理想。

一、美德论的含义

美德论与道义论、后果论的理论立场不同,它并不强调义务的导向或行为的效用,而是以行为者为中心，以人性、人格或人的本质为理论出发点。美德论关心的不是行为本身正确与否，而是作出道德行为人的内心信念与特征。美德通常指人的道德品质。道德品质是指一定社会的道德原则、规范在个人思想和行为中的体现，是人们在长期的道德实践中培养形成的，表现出一种稳定的道德倾向和心理特征。

美德论历史源远流长，是人类最古老的伦理学理论形态。它的内容丰富多样，不同时代、不同国家和民族都有着许多传统美德。"美德"的提法在《荷马史诗》中第一次出现，随后分别在柏拉图、亚里士多德的著作中也都相继论及。古希腊哲学家柏拉图最早提出"美德即知识"的观点，亚里士多德则构建了较为完整的美德论体系。他认为良好的道德品质是通过良好的道德行为产生的，"美德是智慧追求的果实"。他相信尽管每一个人都有不同的品质特征，但一个人是可以通过修养锻炼，最终养成良好的行为习惯和优良的道德品质。此后现代伦理学家在亚里士多德的理论基础上，构建了美德论的伦理学体系，并且将完美的道德品质描述为诚实、同情心、关爱照顾、责任心、诚信可靠、敏锐的洞察力以及审慎等。

二、美德论的伦理意义及其局限性

1. 美德论的伦理意义

美德论是传统医学伦理的基本理论之一。古希腊的伦理思想和我国的儒家思想都是讨论人应具备的美德和如何建构这些美德的理论体系。美德论的伦理意义主要表现在以下几个方面：

（1）重视人的道德主体性，强调自由、自律和负责精神。美德论所评价的对象主要是行为主体，包括品质和动机，其伦理认识的对象集中于独立个人的品德。

（2）避免行为主体和行为规范的分离，有利于将人的行为正确性和自身的发展融为一体。美德论强调美德的根本性，认为只有具备了善的道德品质，就能作出符合美德的行为判断，实践正确的行为。

（3）重视品德价值的作用，将品德价值作为衡量人的价值的重要标准。美德论把人的美德作为价值追求的目的，而不是作为达到其他目的之手段。

（4）重视知、情、意等理性和非理性因素对行为选择的影响，以心理学为伦理学之基础。在伦理认识中，美德论重视个体道德心理分析，认为道德表现于人的言谈举止，深藏于人的品性之中。

（5）重视品德范畴的体系建构和实际应用。美德论有一套反映品德现象的特殊语言系统，并与其他的知识性语言系统相对区别。

2. 美德论的局限性

美德论是注重于个体道德研究的微观伦理学。它局限于个体人的道德完善，忽视社会环境对个体道德的制约性，没有把作为道德主体的人理解为社会关系的总和，不利于实现个体道德建设与社会道德建设的平衡发展。另外，美德论把道德与有道德的人等同起来，仅把品德好坏作为区分人与非人的界限，具有片面性。

三、美德论在护理实践中的应用

由于护理职业对护士的行为要求含有更多的奉献成分和牺牲精神，而美德论能紧密地将完美人格与职业精神联系在一起，因此，美德论是护理领域中很重要的伦理学理论。

1. 美德论明晰了护士应该具有什么样的道德品质,规定了护士在职业行为里的美德是什么。护理道德品质是护士在认识护理道德原则和规范的基础上所表现出来的具有稳定性特征的行为习惯和倾向,是由护理道德认识、道德情感、道德意志、道德信念和道德行为所构成的统一体。长期的护理实践,培养了护士许多高尚的道德品质,形成特有的护理道德品质内容。弗洛伦斯·南丁格尔认为优良的道德品质是一个优秀的护士必须具备的重要特征,护士应具有"纯净、忠诚、献身、可信、自制"等优良道德品质。

2. 美德论有助于护士在工作中认识到护理工作本身的重要性与崇高性,增加自己的职业认同感和成就感,在个体的内心形成稳定的道德信念。护理职业活动的目的,决定了护理工作是一种体现人类美德的工作。因此,在护理过程中,护士要善于利用美德论来阐述护理行为与后果,评判护理当事人行为与后果的善恶。

3. 美德论有助于护理管理者重视培养护士良好的道德品质,建立和完善护士道德教育与评价体系,建立良好的医院护理文化。

4. 美德论有助于护士将道德原则和规范内化成道德情感,形成道德认识与道德情感的统一,从而养成良好的护理职业行为。

第六节 公益论

随着人们所面临的环境污染、资源短缺、人口猛增、贫富差距等公共问题的增加,对公益意识的需求也在不断增长。因此,社会伦理中的公益论的出现具有重要的现实意义。

一、公益论的含义

公益论(theory of public interest)是根据行为是否以社会公共利益为直接目的而确定道德规范的后果论。公益论认为确立的道德规范必须直接有利于人类的共同利益。从医学的角度看,公益论强调以社会公众利益为原则,是社会公益与个人健康利益相统一的伦理理论。

公益论作为医学伦理学的基础理论出现于 20 世纪 70 年代。1973 年,在美国召开的"保护健康和变化中的价值研讨会"上,乔治城大学人类生殖和生物伦理研究所所长在医学伦理学领域首次提出了"公益论"。公益论所要探讨的是如何使特殊的医疗、护理手段(如辅助生殖助孕技术、器官移植等)和有限的卫生资源(如 ICU 医疗单元、养老服务机构等)得到更合理的分配和使用,更符合大多数人的利益。

二、公益论的主要内容

公益论认为医疗卫生事业是由人类行为所创造,人类美德所维持的社会性事业。其主要观点为以下几个方面:

1. 兼容观

兼容观是指社会利益、集体利益和个人利益的相互兼容,强调社会利益、集体利益和个人利益相统一。在医疗卫生事业中主要表现为医护人员在工作中既要满足广大人民群众日益增长的健康的需求,又要注重提高全社会、全民族的整体健康水平。

2. 兼顾观

兼顾观是指当社会利益、集体利益和个人利益发生冲突时,应当贯彻社会优先、兼顾公平的原则。一方面,社会、集体无权作出否定个人正当权益的抉择;另一方面,个人无权损害社会、集体利益。任何医疗护理行为都应当兼顾到社会、集体、个人三方面的利益。

3. 社会效益观

公益论强调在医疗服务中坚持经济效益与社会效益并重、社会效益优先的原则,做到经济效益与社会效益的辩证统一。

4. 全局观

公益论把医学伦理关系扩展到整个人类社会,提示人们不仅注视到人类的现在,而且前瞻于人类的未来;既注重卫生资源的合理分配与有效运用,又注意保护和优化人类赖以生存的自然环境和社会环境,为人类将来的繁荣昌盛创造条件。

三、公益论的伦理意义

公益论着眼于社会伦理,其行为的目的是最大的社会利益,而不是个人或少数人的利益。现代护理伦理学的公益论是从社会、人类和后代的利益出发,主张公正合理地分配医疗、护理卫生资源,解决护理活动中出现的各种利益矛盾。传统的护理活动仅仅涉及就医者与护士双方的权利与责任问题,但公益论将医护人员的责任视野扩大到社会与未来领域,丰富了医护人员的义务内容。而在当今社会中,护理活动从临床护理工作延伸到了包括防病保健、老年护理、康复保健、家庭护理、舒缓护理及社区护理等社会公共的许多领域,护理活动较以前对社会、后代甚至全人类的利益有了更多更深的影响。例如,在卫生保健服务中大量采用高精尖的设备和贵重药物,尽管该活动既使个体从医疗、护理服务获益,又给医疗服务机构带来了较好的经济效益,但同时也刺激了不合理的医疗消费,带来了医疗卫生资源分配的不均,而使得初级保健被削弱,社会中其他人员的基本卫生保健资源被剥夺,最终引起了整体卫生资源分配的不公平。由此可见,公益论可以促使医护人员综合考虑全社会的公共利益,并为护士对全社会利益考量的行为进行伦理辩护。

四、公益论在护理实践中的应用

随着护理学科的发展与护理服务对象的扩大,护士在卫生保健工作中的社会角色作用与独立性也越来越强,这就要求护士对自己的工作能够进行全面、独立的判断和伦理决策,因此,公益论在护士的伦理判断和实际工作中将发挥越来越重要的指导作用。

1. 公益论提示护理行为既要以提高个体的健康水平、预防疾病为目的,同时也要整体衡量集体的、全社会的利益。

2. 公益论提示护理行为要以保护全人类的健康为基础,与保护资源和环境的承载能力相适应,以可持续发展的方式使用护理资源。

3. 公益论进一步明确了护士的社会责任感,扩大了护士的义务范围,这将有助于护理服务领域的进一步扩大和护理学科的纵深发展。

(彭卫华、顾艳荭)

思考与练习

【思考题】

    1. 美德论在传统社会和现代社会中的伦理调节作用是否是一样的？其伦理调节作用与功利主义有哪些不同？

    2. 生命论的发展阶段有哪些？怎样正确认识生命论？

    3. 道义论、功利主义的主要观点、伦理意义各有什么特点？二者之间的区别有哪些？它们对护理伦理实践有哪些影响？

第三章　护理伦理学的原则与范畴

【学习目标】

识记　1. 护理伦理学的基本原则及其含义
　　　2. 护理伦理学的应用原则及其含义
　　　3. 护理伦理学的基本范畴及其含义
理解　1. 护理伦理学原则之间的关系
　　　2. 护理伦理原则的冲突与选择
　　　3. 护理伦理学原则与范畴的联系
应用　1. 能正确运用护理伦理学的原则指导护理行为
　　　2. 能以护理伦理学范畴为指导,加强自身素养

护理伦理学最终表达人类爱的意志与人道精神,基于这些崇高精神形成的护理伦理学原则、规则与范畴,共同组成了护理伦理学的行为准则体系,是护理伦理学研究的重点对象与核心内容,体现与表达护理实践或护患关系中的权利意识与道德情感。正确理解和应用护理伦理学的原则和范畴,是护理专业人员必修的课题。

第一节　护理伦理学的原则

原则,依据《现代汉语词典》的解释:指说话或行事所依据的主要法则或标准。医学伦理学的原则是指反映某一医学发展阶段及特定社会背景中的医学道德精神,用来调节各种医学道德关系必须遵守的根本准则和最高要求。护理学作为医学的重要分支学科,在护理学科的教育、实践及研究等领域内也必须遵守医学伦理学的原则,并在护理学科发展进程中,逐渐形成具有一定学科特色的护理伦理学原则,对护理实践中的具体行为具有主导作用。依据不同原则的特点和价值,又分为护理伦理学的基本原则和护理伦理学的应用原则。

一、护理伦理学的基本原则

护理伦理学的基本原则是在护理实践活动中调整护士和病人、护士与其他医务人员、护

士与社会之间相互关系的最基本的出发点和指导准则,是社会主义道德在护理领域的具体应用和体现,是护理伦理学的总纲和精髓,处于首要地位。主要包括行善原则、尊重原则、不伤害原则和公正原则。

（一）行善原则(principle of beneficence)

1. 行善原则的含义

行善原则调整的是整个医学界医学行为引起的一切伦理关系,要求医学界的医学行为符合善的医学道德目的,也是护理伦理学的根本规范、最高原则。具有管辖全面、贯彻始终、纲举目张的统帅性,而其他原则是它的派生和延伸。

2. 行善原则的内涵

行善原则的内涵体现在两个方面:一是要求对病人确实有利,称为"有利的原则";第二是对积极有利原则的补充,称作"效用原则"。

（1）有利原则

就是要求护士对服务对象实施有利的护理行为,并对其身心有益,是护士的基本职责。对病人确实有利需要满足下列条件:①病人确实需要护理帮助;②护理行为与解除病人疾苦直接有关;③病人受益,并不损害他人利益。

（2）效用原则

也可称为权衡利弊的原则,即在护理实践中,如果病人利益与他人及社会利益发生冲突时,需要应用效用原则进行权衡。但并不意味着社会利益应高于个人利益,如在护理研究中,当研究利益与病人可能承受的危险相冲突时,不能将效用原则视为绝对的、唯一的、最高的原则,应同时考虑自主性原则、不伤害原则、公正原则等。因为如果破坏了其他原则,效用原则也不可能实现,社会的利益会受到更大的损失。

3. 行善原则的实现

行善原则的基本精神是做好事、不做坏事、制止坏事。这一精神实质要求护理执业人员在护理活动中,恪守"努力行善,做一个善待生命、善待病人、善待社会的人"的伦理信念,实施"最大程度地维护病人的利益"的伦理行为。

（二）尊重原则(principle of respect)

1. 尊重原则的含义

尊重原则是指护患交往时应该真诚地相互尊重,并强调护士尊重病人及其家属。尊重原则有狭义与广义之分。

狭义的尊重原则要求尊重病人人格权。人格权是一个人生下来即享有并受到法律、道德肯定和保护的权利。依据我国现行法律和伦理传统,每一位公民都享有如下人格权利:生命权、健康权、身体权、姓名权、肖像权、名誉权、荣誉权、人格尊严权、人身自由权、隐私权等;具有人格象征意义的特定纪念物品的财产权;人去世后仍享有的姓名权、肖像权、名誉权、荣誉权、隐私权、遗体权等。其中,自然人的生命权、健康权、身体权及其死后的遗体权等属于物质性人格权,其他属于精神性人格权。

广义的尊重原则就是要求医学界珍重服务对象的生命和精神自主性,是从更基本的道德意义上实现人道主义。尊重原则首要的要求是珍重生命,只有做到爱护、重视人的生命,才能同情、关心和救助深受疾病折磨的病人;其次尊重病人的自主性,实质是对病人自主权利的尊重和维护,从根本上体现和保障病人的健康权益。

2. 尊重原则的实现

尊重原则是医学人道主义基本精神的必然要求和具体体现,也是生物—心理—社会医学模式的必然要求和具体体现。实现尊重原则是建立和谐护患关系的必要条件和可靠基础,是保障病人根本权益的必要条件和可靠基础。尊重原则实现的关键是护士对病人的尊重,对病人人格的尊重。但同时也需要病人对护士的尊重,没有病人对护士应有的尊重,就难以建立良好的护患关系和医疗秩序。

(三)不伤害原则(principle of nonmaleficence)

1. 不伤害原则的含义

不伤害原则,是要求护士在服务中最大限度地降低对服务对象的伤害。与有利原则一样,不伤害原则是善待病人道德原则要求的另一方面,同样成为应该如何对待病人的其他伦理原则的前提和基础。

2. 医学伤害及其分类

医学伤害作为职业性伤害,是医学活动的伴生物,历来受到中外医家的高度关注。因此,不伤害病人是古老的传统行医规则,是医学人道观念的突出体现。中国古代《黄帝内经》中"征四失论"、"疏五过论"等医德戒律的基本精神就是不伤害病人,反映的是"万物悉备,莫贵于人"的人道思想。

依据医学伤害与医务人员主观意志的关系,可划分为有意伤害与无意伤害、可知伤害与意外伤害、可控伤害与不可控伤害、责任伤害与非责任伤害。

(1)有意伤害:是指由于医务人员极其不负责任,拒绝给病人必要的诊治、抢救;或出于增加收入等私利,为病人滥施不必要的诊治手段所直接造成的故意伤害。

(2)无意伤害:是指医务人员实施正常诊治中导致的间接伤害。

(3)可知伤害:是指医务人员知晓的不可避免的伤害。

(4)意外伤害:是指无法预先知晓的对病人的伤害,如跌倒意外等。

(5)可控伤害:是指医务人员经过努力可以降低,甚至可以杜绝的伤害。

(6)不可控伤害:是指超出医务人员控制能力的伤害。

(7)责任伤害:是指有意伤害以及虽然无意但属可知、可控而未加认真预防与控制的伤害。

(8)非责任伤害:是指虽可知但不可控的伤害。

不伤害原则主要是针对责任伤害提出的。责任伤害,可依据其伤害内容、指向划分为身体伤害、精神伤害以及经济损失。身体伤害是指因误诊误治而导致病人躯体疼痛、功能损害、身体伤残、生命丧失等伤害。精神伤害是指因隐私被泄露、人格权被侵害等导致病人心理、人格、尊严受到的伤害。2001年3月10日公布实施的《最高人民法院关于确定民事侵权精神损害赔偿责任若干问题的解释》对中国公民的人格权作出了规定。经济损失是指由上述两种伤害导致的病人为补救伤害而付出的诊治费用,以及因此而减少的正常经济收入。

3. 不伤害原则在护理实践中的实现

护理实践中损伤亦是客观存在的现象,即使是符合病人适应征、诊疗上必需的护理手段一旦实施,其结果和影响往往是双重的,达到了预期的护理目的的同时也会带来某些消极后果。不伤害原则的真正意义在于强调护士为病人高度负责,保护病人健康和生命,努力使病人免受不应有的伤害。

不伤害原则对护士的具体要求是：（1）强化以病人为中心和维护病人利益的动机和意识，坚决杜绝有意和责任伤害；（2）恪尽职守，千方百计防范无意的但可知的伤害以及意外伤害的出现，不给病人造成本可避免的身体上、精神上的伤害和经济上的损失；（3）正确处理审慎与胆识的关系，经过风险/护理、伤害/受益的比较评价及科学分析，选择最佳护理方案，并在实施中尽最大努力，把可控伤害控制在最低限度之内。

（四）公正原则（principle of justice）

1. 公正原则的含义和分类

公正的一般含义是公平正义，没有偏移。公正原则就是要求医学界平等合理地分配卫生资源，要求医务人员在医学服务中公平地对待每一位病人。公正原则是医学界对行善原则的贯彻，用来协调与服务对象之间的关系。

公正由形式上的公正与内容上的公正组成，这两个层面的公正既相互区别又相互联系。形式公正是指同样的人给予相同的待遇，不同的人给予不同的待遇。内容公正是指不同个体的地位、能力、贡献、需要等决定其应承担的社会义务、权利。

2. 医学服务公正观

在不同时代、不同社会、不同阶级阶层中，因为生产力发展水平、社会地位、利益追求、价值观念等方面存在差异，所以存在着不同的公正观。迄今为止，对人类产生了巨大影响的公正观是身份公正观、天然公正观、契约公正观、效用公正观、需求公正观。（1）身份公正观强调个人做与其身份相适应的事并得到相应待遇。（2）天然公正观强调人人生而平等，每个人都应公平地获得他所需要的一切。（3）契约公正观强调公众意志、少数服从多数，认为只要多数人以协议方式认可、赞成的利益分配方式，就是公正的方式。（4）效用公正观强调对社会的功效，主张根据个人对社会的贡献进行分配。（5）需求公正观强调个人的正当需要，当社会财富足够丰富时，按需分配才是公正的。其中，效用公正观和需求公正观反映了现代社会人们追求公正的规则和理想境界。

医学服务公正观是形式公正与内容公正的有机统一。即具有相同的条件、社会贡献相似的病人，应得到同样的医疗待遇；而条件不同、贡献不同的病人则享受有差别的医疗待遇。在基本医疗保健需求上要求做到绝对公正，即人人平等；在特殊医疗保健需求上要求做到相对公正，即合理差等。

3. 公正原则在护理实践中的实现

（1）提倡护患交往公正，即要求护士与病人平等交往和对有千差万别的病人一视同仁，即平等待患。平等待患主要表现为对病人人格尊严、健康权益普遍尊重和关怀的护理道德品质和人文素养，是护理美德的要求，也是现代社会公正理念的要求。因此，要做到平等待患，护士首先要认识平等、公平是病人所享有的不容侵犯的正当权益，绝不能视为是护士给予病人的恩惠。护士应对每一位病人的人格、权利、正当的需求给予同样的、普遍的尊重和关心，对家境贫困的病人、老年病人等特殊病人群体，应给予更多的真诚的护理关怀。

（2）尽最大限度做到资源分配公正，即要求以公平优先、兼顾效率为基本原则，优化配置和利用医疗卫生资源。医疗卫生资源是指满足人们健康需要的、现实可用的人力、物力、财力的总和。其分配包括宏观分配和微观分配。

① 宏观分配是各级立法和行政机构进行的分配，解决的是确定卫生保健投入占国民总支出的合理比例，以及此项总投入在预防医学与临床医学、基础研究与应用研究、高新技术

与适宜技术、基本医疗与特需医疗等各领域的合理分配比例的问题，目标是实现现有卫生资源的优化配置，以充分保证人人享有基本医疗保健，并在此基础上满足人们多层次的医疗保健需求。

② 微观分配是由医院和护士针对特定病人在临床诊治中进行的分配。在我国，目前主要是指住院床位、手术机会以及贵重稀缺医疗资源的分配。

针对医药卫生资源的微观分配，公正原则要求护士依次按一定的标准比较、综合权衡，确定稀缺医药卫生资源的使用。这些标准是：医学标准、社会价值标准、家庭角色标准、科研价值标准、余年寿命标准。其中，医学标准主要考虑病人病情需要及治疗价值；社会价值标准主要考虑病人既往和预期贡献；家庭角色标准主要考虑病人在家庭中的地位和作用；科研价值标准主要考虑该病人的诊治对医学发展的意义；余年寿命标准主要考虑病人治疗后生存的可能期限和生活质量。在这些标准中，医学标准是必须坚持的首要标准。

(3) 公正原则作为护理伦理学的基本原则，是现代医学服务高度社会化的集中体现，其价值主要在于合理协调日趋复杂的护患关系，及合理妥善处理日益增长且多层次化的健康需求与有限的医疗卫生资源的矛盾。在现代社会中，决定护理公正的必然性与合理性的伦理学依据主要有：病人在社会地位、人格尊严上是相互平等的；病人虽有千差万别，但人人享有平等的健康权和基本医疗保健权；病人处于护患交往的弱势地位，理应得到公平的护理关怀。而实现公正原则还应特别强调对公正的绝对性与相对性相互关系的正确把握，在服务态度、服务质量以及基本医疗卫生保健需求的满足上，公正是绝对的，或者是以绝对性为主导的；在多层次医疗卫生保健需求尤其是特需医疗保健需求的满足上，公正只能是相对的或者是以相对性为主导的。

二、护理伦理学的应用原则

护理伦理学的应用原则实际上是在实施护理活动，调整护士和病人及其亲属之间人际关系中所应遵守的具体行为规则。主要包括生命价值原则、最优化原则、知情同意原则、保密原则。

(一) 生命价值(value of life)原则

1. 生命价值原则的含义

生命价值原则主要包括三个方面的含义：①尊重人的生命，即关心人的生命，维护人的生命，捍卫人的生命；②尊重生命的价值，即强调生命对个体及社会存在的客观价值；③人的生命是有价的，即对于质量低劣的生命，就没有义务加以保护与保存。生命价值原则已经成为当代医学道德的主导思想，影响人类对人的生命控制和死亡控制的医学观念，因而成为医学伦理学的应用原则之一。

2. 生命价值原则的应用

生命价值原则以三种生命观为理论基础，使护理道德观念从传统的维护生命的格局，上升到提高生命质量和价值的格局，使护理道德的目标从关注人的生理价值和医学价值，扩展到关注人的社会价值，从而为目前临床面对的一些最尖锐的伦理问题的处理提供了必要的理论依据，同时也为处理临床工作的一系列难题，如不可逆转的病人抢救、严重缺陷新生儿处置、计划生育技术的推广、安乐死(尊严死)的实施、器官移植的开展、卫生资源微观分配的矛盾等，提供了道德依据和新思路。

（二）最优化（optimization）原则

1. 最优化原则的含义

最优化原则也称最佳方案原则，是指在诊疗方案中应以最小的代价获得最大效益的决策原则。在护理实践中，护士随时需要根据病情作出适当的行为决策，因此，最优化原则是最普遍也是最基本的诊疗护理原则。

2. 最优化原则的内涵

虽然现代医疗护理技术目前已取得了巨大进展，但不同诊疗护理措施仍不可避免地存在一定缺陷，某些诊疗护理技术迄今仍难以彻底避免对病人造成操作性损害。最优化原则的内容主要侧重从以下方面考虑：

（1）疗效最好。是指诊疗护理效果从当时科学发展角度而言是最佳的，或对某些具体疾病而言在当时、当地是最好的，如治疗护理方案最佳、医疗护理设施最佳、医疗护理技术最佳等。

（2）损伤最小。是要求诊疗护理措施必须建立在无伤害基础之上，或在效果相当的情况下尽可能选择最安全、最小伤害的护理方法；对必须使用但又不可避免地带来一定伤害或危险的护理方法，应做好一切防护措施，首先保证病人的生命安全，尽量使伤害减少到最低限度。

（3）痛苦最轻。在保证护理效果的前提下，采用的护理措施应尽可能少地给病人带来痛苦，包括疼痛、创伤、血液损耗、精力消耗以及心理精神方面的伤害。

（4）耗费最少。是在保证诊疗护理效果的前提下，护士在选择诊疗护理手段及选用药物时，均应重点考虑病人的经济负担和社会医药资源的消耗，注意节约，避免不必要的资源浪费。

3. 最优化原则的应用

（1）护士应对病人的健康状况进行全面评估，制订整体护理计划，并组织医护责任小组论证，最终确定适合病人的"最佳护理计划"。然后告知病人及其亲属，做好解释说明，并征求病人及其亲属的意见。如果病人及亲属提出的建议合理，则需要根据病人需求适当调整护理计划。

（2）在护理实践中，护理行为包括护理评估，护理诊断，护理计划的制订、实施与评价，以及体现于护理过程中的态度、情感和意志。部分护理行为主要依据护理自身的专业技术特点，结合病人身心健康的具体情况及变化进行选择，属于护理行为技术层面的表现；而涉及对病人及家属的态度、情感方面的护理行为则更能体现出护士的价值观和道德观，属于护理行为的伦理层面。在护理实践中，追求护理行为技术性与伦理性的统一，也是最优化原则的具体体现。

（三）知情同意（informed consent）原则

1. 知情同意权的含义

知情同意也称知情许诺或知情承诺，是指护士在为病人作出诊疗护理方案后，必须向病人及家属提供包括护理诊断结论、护理计划、护理实施注意事项、护理结局分析等方面真实而充分的信息，并征求病人及其亲属的同意。知情同意也广泛应用于护理学临床调查及试验研究中。从本质上说，知情同意是尊重病人自主权的具体表现。

2. 知情同意权的应用条件

（1）行使知情同意权的主体

主要是病人或病人的法定代理人、监护人以及病人亲属。①具有完全民事行为能力和责任能力的精神正常、意识清醒的病人，应当依法完全自主行使知情同意权。②当病人由于疾病原因无法正常行使此项权利时，正确对待由代理人代为行使知情同意权的问题。当代理人受病人委托代行知情同意权，或因本人不宜、不能行使知情同意权的"弱势人群"（婴幼儿、智力障碍者、患有精神病者、休克病人等），一般由病人家属、监护人、病人单位领导或同事以及医院负责人或上级医师代为履行该权利，代理人的知情同意权也应该受到足够的尊重。在我国，一般情况下确定知情同意权代理人的先后顺序为：配偶—子女—家庭其他成员—病人委托的其他人员。③目前，国际上对未成年人知情同意的相关问题研讨较深入，除重点考虑未成年人的精神状态、成熟程度等是否足以了解所给予治疗的性质、作用以及不愿接受治疗将产生的后果等情况外，还普遍认为某些特殊医护治疗活动中，即使已经获得了其监护人或法定代理人的同意，也尚需征得未成年人本人的同意。在本人不同意的情况下，即便是法定代理人也无权强行代其行使同意权。

（2）知情同意权的伦理条件

①护士提供信息的动机和目的完全出于维护病人利益；提供准确充分的信息保证病人作出决定，注意保护性原则；对关键问题向病人做充分必要的解释和说明。②根据《纽约堡法典》的精神，应保证病人在有充分理解能力及有同意的合法权利基础上，有自由选择"是否同意"的权利。③如病人的自主选择意向违背他人或社会根本利益时，护士需要合理实施特殊干涉权。

3. 知情同意原则的应用

（1）在临床具体行使知情同意权时，对是否应毫无保留地告诉病人完全的诊疗护理信息方面存在着不同意见。有的人认为在任何情况下均应完全告诉病人；有的则认为应视病人具体情况及个体差异而定。当病人拒绝某项护理行为时，应选择性地强调说明该护理行为的必要性及不配合可能产生的危害；对于已经同意接受某项护理行为的病人则需告知其需要进行的准备工作；但当病人经深思熟虑后仍明确拒绝某项护理行为时，则应尊重病人的选择。

（2）临床实际中，为不耽误病人抢救时机，对某些需要紧急抢救又无法即时实行或代理实行知情同意的情况，则可考虑酌情放宽对知情同意的限制。对处于医护保护中的病人、需要急危重症抢救的病人及十分严重的传染病病人而言，医疗机构的告知义务也可暂缓。

（3）在护理实践中，知情同意的具体运用还体现在护士对病人履行的告知义务中，护理告知义务的主要内容包括：①详尽地进行入院、出院指导和介绍，告知诊疗、护理、治疗费用并解答病人的疑问；②告知病人及家属正确使用药物的方法及药物的不良反应；③告知病人及其家属正确使用请求帮助或呼叫设备；④告知家属在病人接受治疗期间正确使用监护代理义务；⑤告知病人如自行中断医疗服务需向护士请示的义务；⑥告知病人在诊疗期间对其自身安全、财产安全的自我保护方法。

（四）保密（confidentiality）原则

1. 保密原则的含义

保密原则是指护士在医疗护理过程中不向他人泄露任何可能造成医疗不良后果的有关

病人疾病及治疗的信息。保密原则要求：①护士应保守病人的隐私和秘密；②在一些特定情况下不向病人透露本人真实病情；③保守护士自身的秘密。应用保密原则是尊重原则在护理实践中的具体体现。

2. 隐私与隐私权

（1）隐私与保密

隐私是指个人不受社会地位限制、他人干涉的私人相关信息的需要控制的部分，如个人的心理活动、梦境、私人日记、私人信件或私下交谈、身体隐秘部位的特殊情况等。隐私一方面具有个体的、单一的特征；另一方面隐私与保密密切相关。

隐私与保密的联系：①在有限范围内放弃某些个人隐私是建立保密的先决条件；②个体会因为保密允诺的保证放弃隐私。例如当病人为自身的健康需求同意护士进行健康评估时，便是在此范围内放弃了某些个人的隐私，这些信息常常由护士或某些专业机构加以保存。一般情况下，除病人主动要求或允许向第三方透露，或同意在例外的情况下可以有条件透露外，原则上护士对所属病人个人隐私和有关信息都应保密，否则将被视为违背伦理的行为。

（2）隐私权与保密原则

隐私权是个人自主权的一部分，保护隐私权是为了尊重个人而避免伤害。护士充分尊重病人的隐私权是培养良好护患关系、获取病人信任和合作的重要前提；保密原则不仅体现了护士及医疗机构对病人权利的尊重，对某些需要特别保护的病人而言还是必要的保护性防治手段，可预防某些不良后果和意外的发生，意义重大。

3. 保密原则的应用

（1）在护理实践中，不得向他人泄露病人疾病相关信息。病人疾病信息包括两个方面：一是病人根据诊断的需要而提供的有关个人生活、行为、生理和心理等方面的隐私；二是护士在诊疗过程中了解和掌握的有关病人疾病性质、诊断、预后、治疗等方面的信息。对上述信息通常只局限于与病人相关的治疗小组中的成员，一般不能随意泄露给他人，以避免发生侵权行为以及对病人可能造成的伤害。对于一些心理承受能力较差的病人，对某些疾病的诊断、病情及不良预后等也应谨慎决定是否告知病人本人，以防病人难以承受造成伤害。

（2）不得随意泄露护理不良后果。护理不良后果一般是指直接影响病人（愈合），可能导致疾病加重的情况；另外还包括损害护理职业信誉，损害病人心理、人格、尊严和声誉，可能造成护患关系紧张，甚至造成护患矛盾和纠纷的情况。

（3）在护理实践中，应严守护患信托关系行为。信托行为是护患双方出于相互的信任和尊重而对医疗信息作出的保密承诺。在长期的护理实践中，病人虽未正式作出书面或口头委托，护士和病人均一致认为对病人的疾病相关信息和内容在一定范围、一定时间内进行保密是医疗职业普遍的、自觉的要求。这就要求护士对病人一切相关护理信息即使在无明确书面或口头委托的情况下，仍须正确判断保密与否，并对需要保密的信息自觉而妥善地予以保密。

三、护理伦理原则的冲突与选择

护理专业的重要特征在于护理的对象首先是人，其次才是病人，护理工作集中在对人的关怀、照顾上，因而也最能体现人道主义精神。为了达到"病人满意、政府满意、社会满意"的要求,护士不但要有一定的专业能力,更要具备践行护理伦理基本原则的能力。然而,护理伦理原则与现实之间存在一定的矛盾,护理伦理原则之间也会相互交叉、冲突,这就要求护士熟悉、掌握各原则的基本含义和应用规律,在实践中作出正确的伦理抉择。

1. 护理伦理原则与现实的矛盾

(1) 行善原则与现实的矛盾

随着科技的进步,科学技术在护理事业的发展中起着举足轻重的作用,护理方法推陈出新,仪器越来越先进,但另一方面也逐渐显露出弊端,例如普通民众尤其是低收入人群,在享受更高水平护理服务的同时,医疗费用也大幅上涨,护士在重视技术的同时,往往易忽视病人节省医疗费用的正当需求。

(2) 不伤害原则与现实的矛盾

随着我国护理事业的发展,护理专业有别于医疗专业的独立自主性已被日渐认可,护士日常工作不再局限于简单地执行医嘱,类似于外周静脉置管等创伤性较大的操作已被广泛地应用于临床,这在一定程度上违背了不伤害原则。

(3) 公正原则与现实的矛盾

公正原则的主要内容之一是人们公平地享有基本医疗服务,卫生资源在不同地区、人群之间合理分配,但目前我国卫生资源总体不足、初级卫生保健目标尚未实现,且不同城乡、区域、人群之间享有的医疗保健服务也有较大差距。

2. 护理伦理原则之间的相互冲突

在护理伦理原则与现实有着诸多矛盾的同时,各原则在护理实践应用中也存在着相互矛盾和冲突。例如,对患有恶性肿瘤的病人,隐瞒病情违背了尊重原则,但说明病情又违背了不伤害原则;对躁动病人实施约束措施,符合行善原则的同时违背了尊重原则;将稀有卫生资源优先用于对社会作出较大贡献的病人符合公正原则,但相对于其他病人又可能违反了行善原则等。

3. 护理伦理原则的选择

(1) 在护理实践中,正确地选择应用护理原则,可以参照原则之间的主次序列关系,如行善原则、生命价值原则是首先要考虑的,其次是尊重原则、公正原则、不伤害原则、最优化原则、知情保密原则等,在出现选择伦理原则冲突时,应首先考虑主要原则。一般情况下,伦理原则的主次序列相对恒定,但在临床许多特殊情境下,主次序列也会随着具体问题发生变化,次要原则可以变为主要原则。例如:诊断患有癌症的病人,护士会出于保护而向病人隐瞒病情,但是有所察觉的病人内心很坚强,强烈要求告知真实病情,因此在尊重病人知情权的基础上不能兼顾不伤害原则。因此基于伦理原则主次序列的选择,还应考虑行为的动机和效果相统一的原则。

(2) 应用生命价值原则和不伤害原则时还应考虑双倍效应(double effect)原则,即一种行为的目的是好的,而且也可以带来明显的良好效应,指行为的直接效应;同时这一行为也会伴随一些不可避免的伤害和副作用,指行为的间接效应,但不是行为的目的,可以认为是道德的。例如:护士配合医生正确实施药物治疗,行为的第一效应是保证疾病治疗效果,但药物副作用对病人的影响则是行为的第二效应。双重效应原则还适用于许多利弊并存的行为选择,但必须满足以下条件:①行为的目的必须指向第一效应,即行为动机必须向善、至善。②对于行为受体而言,行为的第一效应必须大于第二效应,需要进行价值分析来权衡利弊。

（3）护理伦理原则的选择是一个复杂的过程，在实际工作中面临着许多伦理的困境，还需要有一定的护理服务的理念和原则作为指导。①坚持病人利益至上。作为关怀照顾责任的承担者，护士必须把维护病人的利益作为自己的首要职责，这是由医护人员职业本质所决定的，也是护理专业存在与发展的意义。②力求最大善果和最小恶果。当护理伦理的原则发生冲突时，必须坚持"两害相权取其轻，两利相权取其重"。在实际工作中护士必须以专业知识为基础，辩证地思考与决策。③坚持护士合理的干涉权。护理工作中尊重病人的自主权利有利于保障护理工作合理、正常进行，同时也能使病人感受到自身的价值。但当病人的选择与伦理原则发生冲突时，作为决策者护士必须坚持合理的干涉权，担当起自身的伦理职责。④坚持社会、集体、个人利益一致的原则，即护理职业精神不仅要求个人要对病人的健康利益负责，还要对共同合作为病人服务的医护集体利益负责，更要对社会的健康利益负责。⑤依据法律解决伦理原则冲突，伦理与法律是医学人文精神的两大支柱，虽然两者在性质、作用、适用范围等诸多方面存在差异，但两者相互渗透、彼此交融，相互作用、彼此补充。护士要善于使用两者共同协调解决护理实践中存在的诸多问题。

第二节　护理伦理学的基本范畴

一、护理伦理学基本范畴的意义

范畴（category）是经过无数次实践的证明，已经内化、积淀的人类思维成果，是人类思维成果高级形态中具有高度概括性、结构稳定的基本概念，亦是构成一门学科的基本概念。护理伦理学范畴就是对护理伦理的本质属性及关系的概括和反映，是人们对护理伦理现象的总结和概括，是护理领域中护理伦理现象和关系的基本概念。

护理伦理的原则和规范是护理伦理范畴的基础，决定了范畴；同时范畴又反映和体现了原则和规范，是原则和规范的细化和个体化。原则和规范体现了外部社会对护理行为的要求，而范畴则主要体现内在的自我要求，是护士的内在自我约束和道德愿望。

我们可将护理伦理规范、护理伦理原则、护理道德行为和道德品质、护理道德评价、护理道德修养和护理道德教育各个方面的基本概念均看成护理伦理范畴。其中亦可提炼出一些最本质、最重要、最普遍的护理伦理范畴，这些范畴构成了护理伦理学的基本范畴内容，即功利、奉献、义务、责任、诚信、情感、审慎、名誉等。

二、护理伦理学基本范畴的内容

（一）功利（utilitarian）

功利，即功劳和利益，是护士在医学服务过程中对利益的基本认知，是所有基本范畴中最基础的。

护理职业是一项平凡而又崇高的职业。护理工作在社会中承担着重要的角色，它关系到社会的发展、民族的繁衍和广大人民群众的身心健康，护士应该充分认识到自己的职业价值。

1. 功利在护理伦理中的意义

（1）在护理伦理领域中，功利是护士在医学服务过程中对利益的基本认识。

（2）利益对护理伦理建设具有激励作用，具体体现为物质激励和精神激励。强调个人利益一定要和个人贡献相称，以及个人利益的活动必须合法、合理。

（3）要正确处理贡献和利益之间的关系。二者是因果关系，贡献是因，利益是果，贡献越大，利益越大。

（4）利益具有评价作用，一般而言，个人获得的利益越大，其对社会的贡献也越大；但个人获得的不合法、不合理收入越多，那么他的伦理素质就越差。

2. 建立正确的利益观

（1）利益关系是伦理领域中最基本、最核心的，是一切道德关系的基础，利益关系对护理伦理关系具有极其重大的影响。

（2）护理服务对象是人，护士和病人之间的利益是既对立又统一的矛盾，如何正确处理护士和病人之间的关系，是护理伦理研究中的一个重要话题。

（3）护理服务的目的和其他行业不同，企业和商业活动的根本目的是利润，而护理服务的对象是生命，护士的任务是和其他医务人员一起承担防病、治病，帮助服务对象恢复、维护和促进健康。护士的职业目标决定了社会效益是第一位的，但在服务过程中，需要投入一定的资源，包括人力、物力和财力，这也就需要有一定的收入，同时带来了一个经济效益问题。

3. 护士要能正确处理各种利益关系

（1）正确处理社会效益和经济效益二者之间的关系，必须把社会效益放在第一位，把经济效益放在第二位。

（2）正确处理个人和所在医疗机构之间的关系。医疗机构是为维护人的健康服务的，服务的好坏不仅关系到医疗机构的声誉，而且直接影响到医疗机构的经济效益。

（3）要正确处理个人和社会利益的关系。影响社会发展最重要的因素是生产力，而人是生产力中最积极活跃的因素。医学服务的对象是人，因此医学服务直接影响社会的生产力质量，对社会发展起保障作用。

（二）奉献（dedication）

奉献即呈献、给予、贡献。护理的本质就是照顾，在护理实践过程中满足病人的各种需要，热忱服务、乐于奉献正是这一本质的具体体现。

奉献是人类赖以生存和发展的最根本的目的和手段。地球上自从有了人，人类就自始自终面临着与自然界的斗争，人们需要集体力量，需要生存斗争来改造自然，为生存和发展创造良好的自然环境，这是人类的历史使命。另一方面，自从地球上有了人类，就有了人与自然、人与人之间的利益冲突，人要通过奉献和复杂的社会矛盾作斗争，从而为人类的生存和发展创造良好的社会环境。没有奉献，人类就无法生存，更谈不上发展，因此每个个体都应该把奉献视为人生的历史使命。

1. 奉献在护理伦理中的意义，主要有：

（1）护士奉献的主要和根本内容是尊重生命、热爱生命、挽救生命、维护生命的健康，也是衡量护士伦理水平的重要标准。

（2）护士的奉献精神体现在对工作极端负责任、对服务对象满腔热情和对技术精益求精的工作态度上。

（3）护士奉献最主要的衡量标准是依据护士对工作和事业的投入程度，不能完全以结果来衡量。由于人与人的发展水平不同，因此，尽心尽力是衡量的最佳标准。

（4）随着现代化、社会化、生产过程越来越集体化，任何科学服务都需要多方合作才能完成，因而奉献要依靠集体的力量，尊重同事，认真协助同事的工作，也是个人奉献的具体表现之一，同时也是衡量护士道德水平的标准之一。

2. 护士的奉献主要体现在为社会作贡献，为护理学科及医学科学发展所作的贡献，为恢复、维护和促进人健康所作出的贡献上。护士在生活上对病人悉心照料，在治疗上以精湛的技术为病人提供服务，在心理上给予病人最大的安慰；对待老年病人、危重症病人、婴幼儿以及精神失常病人，给予更多的关怀与照顾，工作中耐心解释，悉心观察病人的病情变化和生理、心理反应，及时发现问题、解决问题，这些都是护士奉献的具体体现。

3. 奉献和利益之间具有相互依存的关系，要正确处理好两者之间的关系，对贡献大的人，在物质和精神利益的分配上应该优先。

（三）义务（obligation）

义务是指个人对社会、对他人应尽的责任。在社会生活中，人们要承担的义务是多种多样的，包括政治义务、法律义务、职业义务、道德义务等。在伦理学上，义务与责任、职责、使命具有同等意义，是一定社会道德原则和道德规范对个人的道德要求，也是个人给予自己的道德信念，出于高尚的道德动机而自觉履行的责任。人们应该尽到的义务有两种：（1）法定义务。是指公民或法人根据法律应尽的责任，这类义务具有明确的法律规定，带有强制性。（2）道德义务。是根据一定社会对道德的要求，人们应该履行的义务，它需要依靠人的内心信念和舆论监督来完成。

1. 护理伦理的义务范畴

（1）护理伦理义务是指护士在其职业活动中，对病人、对同行、对社会应尽的责任，也包括社会和病人对护士在医护活动过程中各种行为的道德要求。

（2）护理伦理义务也是一种职业义务，护士为病人尽职尽责是最基本的义务，它是依靠护士内心信念、习惯、意志自觉地履行的，总是以或多或少的自我牺牲为前提，没有明显的强制作用。

（3）护士对病人的义务和对社会的义务是统一的，当两者相互矛盾时，护士要先立足于社会义务，并尽量说服病人服从社会利益，其突出特点是不以获得某种私利为前提。

2. 护理伦理义务的意义

（1）使护士的道德境界不断升华。每一名护士只要加入了护理队伍，就身负防病、治病、恢复、维护和促进人的健康的社会责任，是应尽的义务，而不是施舍、怜悯、给予或恩赐。这种责任和义务促使护士自觉地、愉快地履行自己的义务，并把它转变成自己的道德习惯。

（2）护理伦理义务既有客观制约性，又有主观自觉性。护士在护理服务过程中，要受各种法律法规、规章制度的约束，其最终目的是保障履行义务，为履行义务创造条件。护理服务在大多数时候是由护士独立进行的，因此主观自觉性就显得更为重要，体现护士的慎独精神。

（3）护理伦理义务区别于一般法律意义上的义务。法律意义上的义务的先决条件是权利，权利与义务是相对应的；而护理服务是为挽救生命、维护生命健康服务的，在生命面前，护士是没有权利的,因此护理义务是无条件的。

(4)护理伦理义务与社会伦理义务是辩证统一的。在处理护士与病人之间的关系时,不可以把护理伦理义务与社会伦理义务二者对立起来,但也要注意到二者也是有差异的。主要表现在护理伦理义务是以挽救生命、维护生命健康作为其唯一内容,有时为了挽救生命、维护生命健康不得不放弃某些社会义务,体现护士的自我牺牲精神。

3. 护理伦理义务的具体内容

(1)为病人尽职尽责的义务。竭尽全力维护病人的健康,减轻其痛苦,这是护士最神圣的使命,任何理由都不应中断和限制护士的这种义务。

(2)为病人解除痛苦的义务。病人的痛苦包括躯体痛苦和精神痛苦两个方面。躯体痛苦一般用药物治疗即可解除或加以控制,但心理上的精神痛苦则需要护士以深切的同理心理解和关心病人。因此,全面了解病人,对症护理,尤其是解决病人精神上的负担和疏导心理的痛苦,是当代护士不容忽视的义务。

(3)为病人解释说明的义务。护士向病人及其家属说明病情、治疗护理等具体情况,不仅是为了争取病人及其家属的主动配合,更是对病人知情同意权利的尊重,不仅能够促进治疗,更能减少护患矛盾。

(4)为病人保密的义务。保密是保护性医疗的重要措施,也是维护病人利益的需要,是护士的一种传统美德。

(5)开展宣传健康教育、普及医学科学知识和护理科学知识,使人们懂得自我保健,减少疾病的发生以及发展护理科研的义务。

(四)责任(responsibility)

责任有两个含义:(1)份内应该做好的事情;(2)没有完成份内应该做好的事情所应承担的后果。护理服务中,护士的责任既包括对国家、政府的责任,也包括对医疗机构的责任;不仅要对服务对象的健康负责,也要对社会的健康负责。

1. 护理伦理的责任范畴

(1)护理服务的责任就是防病、治病,恢复、维护和促进人的健康。明确了这一点,护士必须要克服在服务过程中,来自环境、社会及自身的各种干扰。

(2)护士不仅有配合医生诊疗疾病的责任,还有预防疾病的责任,要重视社区预防工作的意义和价值,真正落实防患于未然,未病防病,已病防残,重病防死亡。只有做到这一点,护士才算尽到了最大的责任。

(3)在护理实践中,护士应注意为社会节约资源,尽力为病人减轻负担,一切护理服务为方便病人,这是一个非常重要的责任。

(4)敢于承担风险是护理责任感中的一种高层次的道德情感。要求护士面对可能出现的风险,要细致地做好各种预案,而且要采取相应的预防措施。

(5)在一定的条件下,护士应该尽力为维护病人健康取得最大、最好的效果。在条件允许的情况下,经过努力能达到的结果,最后出现了意外,仍然是不负责任的表现。

2. 责任对于护士行为的影响

(1)职业责任感能促使护士端正服务态度,爱岗敬业。由于长期受社会偏见的影响,有的护士对自己的职业有轻视思想,再加上护理工作特有的辛苦,以及社会分配中的某些不完善,有的护士缺乏自尊、自爱、自强的精神。通过学习与实践,绝大多数护士会深刻认识到作为一个公民,人人都在为社会、为国家、为他人尽责任,个人也在享受着他人的服务,理解了这一辩证关系,也就有利于理解护士的职业责任。

(2)护士职业责任感就是自觉地、无条件地履行护士应尽的工作任务,有利于促使护士更自觉地明确工作的必要性,树立坚定的信念与意志,积极主动、认真负责地为病人服务,为社会服务。在护理工作中不求名利、不图钱财、不计报酬,真正做到忠于职守、廉洁奉公,把道德义务变成道德责任,净化自己的精神境界,使一种职业崇高的自豪感、完成使命的幸福感、完成人生价值的自信感油然而生。

（五）诚信（honesty）

诚,意为真实的,真心实意的。信,意为讲信用、信任。诚信就是指人要诚实、守信用,言行与内心一致,不虚伪。

1. 护理服务中的诚信

(1)诚信是每一个护士必备的品质。因为病人已将其生命和健康都交付于医务人员,而且疾病对病人已是严重的打击,如果再遭到欺诈行为,就等于是雪上加霜,更谈不上对病人负责,这也是不道德的做法。

(2)护士应注意,对病人的健康状况和病情变化应实事求是,不可夸大,也不可缩小,更不可推卸责任。

(3)各种护理行为应从实际出发,从需要出发,要有实事求是的态度,要科学合理,在实施护理技术操作时,更要做到目的明确、程序完整、技术规范,切忌粗枝大叶、偷工减料,更不能弄虚作假。

2. 诚信对于护士行为的作用

(1)选择作用。诚信能促使护士自觉遵守道德观念,并产生一种发自内心的要求,对行为动机进行自我检查,严肃思考。不论有无社会监督,都能选择自己对社会和病人应尽的义务和应负的责任的行为。在选择中,凡是符合道德要求的动机,就给予肯定,是可行的。反之,坚决予以抵制与否定。

(2)监督作用。诚信促使护士在工作过程中,对于护士的情感、信念、行为和职业价值观等起到社会约束准则的作用,从而主导护士进行正确的社会道德观的行为导向,自觉地保持高尚的品德,避免护理不良行为发生。

（六）情感（emotion）

《心理学大辞典》中认为:"情感是人对客观事物是否满足自己的需要而产生的态度体验。"同时一般的普通心理学课程中还认为:"情绪和情感都是人对客观事物所持的态度体验,只是情绪更倾向于个体基本需求欲望上的态度体验,而情感则更倾向于社会需求欲望上的态度体验。"情感是态度的一部分,它与态度中的内向感受、意向具有协调一致性,是态度在生理上一种较复杂而又稳定的生理评价和体验。情感包括道德感和价值感两个方面,具体表现为爱情、幸福、仇恨、厌恶、美感等等。情感的产生一般有两种情况:一种是客观事物和人的外在表现,能唤起人们留念之情而产生情感;另一种是对能够为自己带来某种利益、好处或方便的客观事物和人,能使人产生一种感激之情。

1. 护理道德情感及其内容

护理道德情感是指护士对病人、护理同仁、其他专业医务人员,对集体、社会和国家所持态度的内心体验。主要表现在三个方面:

（1）同情感。是护士都应具备的基础的情感。在护理发展的早期，南丁格尔就强调"要有一颗同情心和一双愿意工作的手"。护士的同情感，就是在面对病人的病痛和不幸时，与自己的感情发生共鸣，从内心焕发出救死扶伤的人道主义精神，表现在对病人病情的细心关注，生活上的关怀体贴，以及心理上更多的情感支持。

（2）责任感。在同情感的基础上升华到较高层次的情感则是责任感。护士的责任感是要求对病人的病情要有高度负责的情感。要把治疗疾病，促进健康，视为自己的崇高职责，表现出热爱护理专业、关爱病人的情感。

（3）理智感。是指建立在理智基础上的关爱病人的情感。护士一方面应对病人无限关怀体贴，同时又要在医学科学和护理允许的范围内满足病人的需求，不迁就、不用情，坚持治疗原则；既要重视对病人的同情关怀，又要考虑到整个社会利益。没有理智的情感和没有情感的理智，都不能很好地履行护士的责任。护士应着重加强自制力的培养，使护理道德情感能够变得更加理性和成熟。

2. 护理道德情感和一般社会情感的区别

（1）护士的道德情感具有高度理智性。病人都处于痛苦状态，服务对象的特殊性要求护士要以高度的理智感，科学、冷静对待病人各种反应，而不能被一般感情所左右。病人需要的是护士能冷静面对一切，处理好同情感、责任感与理智感的关系。

（2）护士的道德情感具有高度纯洁性。要求护士在为病人服务的过程中，要全心全意、真心实意，不能对病人存私情，更不能打击报复。

（3）护士的道德情感具有高度责任感。高度的责任心体现在：对病情变化、健康状况观察仔细，所有的诊疗护理措施要做到精准、可靠，要把诊疗的毒副作用和不良反应控制在最低水平等。

（4）护士的道德情感具有高度同情心。在生活中，人们的情感变化是根据满意或不满意来判断的，但在护理服务过程中，不是以护士的满意度来判断的，而是以病人的需要为核心，是建立在与病人的情感同理的基础上的。

（5）护士的道德情感的最高境界是事业感。如果情感建立在事业基础上，能给人带来无限的动力，克服任何艰难险阻。一旦护士的事业感建立起来，才能勇挑重担，奋发努力，为护理事业的发展作出最大的贡献，甚至是奉献自己的生命。

3. 情感对护理行为的作用

情感可以影响护士的行为，护士不同情感的表现，对病人的影响作用不可忽视。

（1）有利于促进病人早日康复。护士以高度的同理心对待病人，给予病人热情周到的生活与技术服务，并通过护士的言谈、行为、表情、姿势等，达到语言美、行为美的境地，使病人在治疗康复过程中得到心理上的满足，改善精神状态，消除焦虑、恐惧、悲观、失望等情绪，从而对医务人员产生信任感，对医院产生安全感，这无疑是有利于病人康复的。

（2）有利于促进护士整体素质的提高。护士的职业情感是建立在病人需要和利益的合理性基础上的，对病人的需要给予积极的帮助和支持，从而表现出恪尽职守、钻研业务、精通技术、用心关爱病人的护理职业素质。

（七）审慎（cautious）

审慎，即周密而谨慎。护理伦理的审慎是指护士在护理活动中具备的详细周密、谨慎行动的护理职业作风，它既是护士内心信念和良心的具体体现，又是对病人和社会的义务感的总体体现，是防止护理差错和医疗事故发生的必备个人素质，对于保证护理质量及病人身体健康和生命安全有着重要作用。审慎对实践伦理原则和规范的要求也具有重要意义。

1. 审慎在护理伦理中的意义

（1）从哲学上来看，一切结论都应该是在周密调查基础上获得的。护理服务不同于一般服务，它守护的是人类健康，因此需要护士养成周密、谨慎的作风。

（2）由于一切结论只能通过调查研究才能获得，因此护理诊断必须建立在对病人的健康与疾病资料的深入评估基础之上，深入了解其明确的和隐含的需要。在作判断时要基于充分的科学依据，不可主观臆断。

（3）制定护理计划时，要根据需要和实际，科学判断，要对病人隐含的需要有预见性。关于潜在的需要，是病人实际存在但尚未提出的需要。包括：尚未被病人认识和发现的需要；属于某种隐私，不便提出的需要；现阶段尚未出现，但下一阶段即将出现的需要。

（4）在实施各种护理措施时，要严格按照科学的程序和规范进行，一丝不苟。

（5）在护理评价时，要认真做好三查七对，要求勤巡视、及时发现问题，及时对病人的健康状况作出评价。审慎是建立在事业心基础上的严谨的工作作风，容不得半点马虎。

2. 审慎对护理行为的作用

护士的审慎素养是指护士在为病人提供整体护理过程中，从内心树立起来的小心谨慎的意识，以详尽周密思考的行动付诸实践。其主要内容有：

（1）行为要审慎。"人命之重，有贵千金"。护士在护理工作中稍有不慎，就可能造成难以挽回的医疗事故。对于护理实践的各个环节，应做到认真负责、谨慎小心、一丝不苟。在临床护理中，护士审慎的态度能避免一些差错发生，并且在病人病情发生变化的情况下，能及时发现、周密地防止各种意外情况的发生。护士以审慎的态度处理护理程序，在护理评估的基础上按轻重缓急作出护理诊断，并制定出最佳的护理计划，实施并动态调整达到预期的护理效果，为康复打下良好的基础。

（2）言语要审慎。"良言一句三冬暖，恶语伤人六月寒"。在护理服务中，言语的审慎主要体现在良好的护患沟通上面，语言不仅是护士了解病人疾病的一种手段，而且也是心理治疗的一种方法。护士的话语对病人的情绪活动有着重要影响，它作为一种潜在的治疗力量影响着护理服务质量的好坏和病人情绪的稳定。当护士以审慎的工作态度发现病人有情绪不稳、思想负担较重时，护士应多使用安慰、鼓励性语言，帮助病人树立面对疾病的信心；当病人因对治疗手段、治疗后果不了解而心存疑惑时，护士要多使用解释性语言，对病人关心的问题给予耐心的解释和说明。相反护士如果语言尖刻或使用容易让病人产生歧义的语言，往往会给病人造成恶性刺激与心理负担，影响护理效果。因此，护士要用语审慎，自觉提高自身的语言修养。

（3）护士的审慎还表现在严格遵守各项规章制度和操作规程。如三查七对、无菌原则等制度中。如核对不仔细，将A病人的液体输给B病人；违反无菌操作原则，造成病人伤口感染等。很多医疗差错的发生都是由于缺乏审慎的护理作风所造成的。

（八）荣誉（honor）

荣誉是指由于成就和地位而得到广为流传的名誉和尊荣。护理伦理荣誉是护士理性上自尊的表现，是在社会层面上对护士伦理行为及其价值的肯定和褒奖。包括两个方面：一是指人们和社会对护士高尚的行为给予肯定；二是指护士个体对自己的肯定性评价以及社会肯定评价的自我认同,表现为因受到褒奖而产生的自我赞赏。两方面既相互联系又相互影响。

1. 护理伦理荣誉中的矛盾

(1) 荣誉感和虚荣心的矛盾。荣誉感和虚荣心的矛盾是指护士自身内心存在的矛盾。荣誉感以集体主义为基础,由廉耻心、自尊心、进取意识和竞争意识等整合而成,表现为对自我追求的价值肯定和对自我行为的正确认识,具有很高的科学理性。虚荣心是以个人主义为基础,以阿谀奉承、弄虚作假等卑劣手段满足个人追求,具有强烈的情绪色彩。对于护士而言,应该克服虚荣心,追求积极、高尚的荣誉感。

(2) 职业荣誉和个人荣誉的矛盾。即医疗机构的荣誉和护士个体的荣誉是辩证统一的。一般而言,职业荣誉与个人荣誉相辅相成,但两者并非完全统一。

(3) 社会毁誉和自我褒贬的矛盾。这是荣誉评价中的矛盾。社会评价是构成荣誉的社会基础;自我评价是对社会褒奖的认同或是纯粹的自我评价。真实的荣誉应该是两种评价的统一,但现实中也会出现两者的不一致,可以依据是否符合实际和人民健康利益判断,但要注意评价的客观真实性,避免片面性。

2. 荣誉对护理行为的作用

名誉是荣誉的突出表现,护士应该树立正确的名誉观,首先要敢于重视名誉、追求名誉,真实地表现自己对护理职业荣誉感和个人荣誉感的态度。其次是不为名誉而追求名誉,要坚信护士的名誉永远同护理职业道德、护理专业技能、护理服务的价值和贡献相关联,不以护理事业为基础的名誉追求,是虚伪的、无意义的。第三,要坚持以正当的途径追求名誉、获得名誉和保持名誉,不要违背良心和道义。

(李 萍)

思考与练习

【资料收集】

我国医学道德规范的主要形式和内容。

【案例分析】

案例1 2008年11月21日下午4点左右,孕妇陈女士因难产被张先生送进北京市某医院,张先生自称是孕妇的丈夫。面对身无分文的夫妇,医院决定免费收院治疗,而面对生命垂危的孕妇,张先生却拒绝在医院剖腹产手术书上签字,医院妇产科的医护人员万分焦急、束手无策,在抢救了3个小时后(19点20分),医生宣布孕妇因抢救无效死亡。

问题:应用护理伦理学的应用原则分析该案例存在的问题。

案例2 一位妻子度完假回家,被刚出院的丈夫杀害。这位丈夫不久前曾向他的责任护士坦白他想杀了自己的妻子。这位护士考虑到医务人员对病人有保密的义务,没有向他的妻子及其他家属报告。

问题:请分析这位护士的行为。

第四章 护理伦理困境与决策

【学习目标】

识记 1. 护理伦理困境的含义

2. 护理伦理决策的含义

理解 1. 护理伦理困境产生的原因

2. 护理伦理决策的过程

应用 学会护理伦理决策,努力摆脱伦理困境

由于现代社会价值观念多元化和现代医学技术复杂化,护理工作过程中,护士集多重角色于一身,每个角色又都承载着不同的责任与义务,因此护士常常会陷入各种各样的伦理困境之中。

第一节 护理伦理困境

一、护理伦理困境的含义

困境(dilemma)即混淆不清的、难以选择某一行动或某一决定的情况。护理伦理困境(nursing ethical dilemma)是指在护理实践过程中,护士在处理某些特殊的问题时感觉到左右为难,难以决定或不知道该采取何种行为的情境。一般情况下,护士只要凭伦理原则和规范就能作出符合伦理的正确决定。但有时也会碰到这样一些难题:当作出一个正确选择的时候,可能还必须同时放弃另一个显然正确的选择;在竭力维护一些人利益的时候,势必要损害另一些人的利益;某项对病人有益的医护行为可能是违背医护自身的某些伦理认知等情况。

二、护理伦理困境的产生

(一)护理理论层面的困境

从理论层面上说,护理伦理困境首先是由于不同的护理伦理理论和原则交叉冲突引起

51

的。当我们按照一个伦理原则处理解决病人的伦理问题时,也许就会伴随与另一个伦理原则相悖的问题。比如:在依据人道论为一位植物人承担护理工作时,就与功利论相悖,伦理困境就伴随产生了。

伦理学原则体系的设计是为了解决不同价值观传统之间存在的冲突,但是仍然无法避免冲突的存在。目前的伦理原则体系是一种程序正义的设计,并不能提供实质性的具体的伦理指导,不同的人可以根据各自不同的价值传统对某一原则作出不同的理解和解释,因而造成意见上的冲突。而且,由于当前的伦理原则主要借鉴的是西方现代性的伦理原则体系,而非一种跨文化的理论体系,一旦进入不同道德文化传统的民族的社会生活中,会产生对原则的内涵乃至整个体系的不同理解。

(二)护理实践层面的困境

伦理困境伴随我们一系列的护理工作而产生,在护理实践工作中,护士所面临的伦理困境产生的原因可以归纳为以下几种:

1. 个人所秉承的两个伦理原则发生相互冲突

如一位急性脑出血的病人曾经预立医疗预案,希望自己在心跳、呼吸停止时不要再对其进行心肺复苏等抢救措施。护士如果尊重病人的自主权,当病人出现上述情况时就不应该实施任何积极的急救措施。但是,如果尊重生命神圣的原则,护士应当积极配合医生竭尽全力抢救病人。在此情境下,护士就面临了两个伦理原则相互冲突引发的伦理困境。

2. 某种护理措施实施与否均有可能造成利弊两重性的矛盾

例如护士是否为危重病人使用约束器具的两难问题。使用约束器具可能对病人造成约束部位及病人心理的伤害;不使用约束器具病人可能因自行拔管而影响治疗进程,并且可能造成不良的医疗后果。在此情境下,护士就面临了如何选择的伦理困境。

3. 个人的价值取向或信仰与专业角色职责发生冲突

例如一位手术室护士信奉犹太教,可是在工作过程中需要配合医生为一位心脏破裂的急诊病人进行瓣膜置换手术,而使用的瓣膜是取材于猪心的生物瓣膜。此时,该护士就面临着两难选择:是履行手术护士的专业职责全力配合医生完成手术,还是坚守自己的信仰断然拒绝参与该患者的手术配合。

4. 病人或家属要求的某种护理行为,没有明确的规定可以遵循

护理人员在日常的执业过程中,常常会碰到病人或家属的要求合理,但又不符合相关规定或缺乏相关明文规定的情境。例如一位需要手术的单亲母亲,由于孩子一个人在家无人看管,因此希望晚上请假回家陪伴孩子,而医院明确规定住院患者不能离院,以保证病人的安全。此时护士在是否同意离院的问题上面临两难的困境。

5. 专业的伦理要求与专业角色行为发生冲突

例如对一位诊断为晚期肿瘤的病人,医生在未充分告知病人的情况下,为其开出了大剂量化疗药物的医嘱。从专业伦理的角度看,医生应该尊重病人的知情权和不伤害原则,可是作为护士执行医嘱是专业角色行为。这样的情境在临床护理活动中比较常见,比如临床中常见的医生大量使用抗菌素的问题等。

6. 待实施的医疗措施可能对病人带来风险或伤害

如一位新生儿在抢救的过程中需要持续吸氧来维持生命,可是持续吸氧有可能损伤新生儿的视网膜,造成新生儿的视力障碍。此时护士会面临两难的选择。

（三）几种常见的伦理困境问题及应对措施

1. 关于讲真话的问题

根据知情同意原则，护士应当向病人告知与疾病相关的信息。但是，临床中那些预后不良的病人、临终病人或心理素质较差的病人，在获知自己疾病的真实情况后很可能精神负担过重，战胜疾病的信心和配合治疗的自觉性丧失，从而影响治疗，加速疾病的恶化。对于这种情况，护士是否应告知病人实情会有所犹豫，这就是"讲真话"的困扰。从病人的健康利益或生命利益出发，为了防止病人对医疗失望，放弃治疗或拒绝治疗，加大治疗的难度，护士如不向病人讲真话，这在伦理上是能够得到辩护的。

2. 关于是否放弃治疗的问题

根据行善原则，护士应当全心全意地帮助病人治疗或治愈疾病，恢复健康，解除或减轻病痛。但当一个人处于永久性的不可逆昏迷，仅仅以"植物人"存在时，只有生物学生命而无人格生命时，或者说当人的死亡仅是时间问题，治疗所花的巨大代价只能使生命在反复无常或痛苦不堪的状态中拖延时，医疗上的进一步支持与维护的必要性已经降低。放弃治疗为伦理所允许，符合生命价值原则要求，同时也是对病人尊严的尊重。护士应当做好对病人的关怀照护，为病人做好心理护理，尽量为病人减轻痛苦，帮助病人有尊严地走完人生。

3. 关于不伤害的问题

根据不伤害原则，护士应该一切以病人利益为中心，尽量避免给病人带来肉体和精神上的痛苦、损害、疾病甚至死亡。但是如有些护理措施的有害效应并不是直接的有害效应，而是间接的可预见的正常效应，那么护士应当根据双倍效应原则，合理地进行风险和受益评估，在保证动机向善的基础上，做到以最小的损害代价获取病人的最大利益。

4. 关于专业角色与职责的问题

在实际工作中，有时护理专业角色和护理伦理的要求相冲突。例如，医生为病人实施治疗未向病人充分告知说明，虽然护士在专业角色上应配合医嘱的执行，但在护理伦理规范要求中，则要求向患者告知。而患者家属有时出于某些考虑也会要求不让病人知道病情，护士便陷入了是否告知的伦理困境。此时护士应当明确自己的角色使命，做好与医生、病人及其家属的沟通交流工作，争取达成共识，为病人获得最佳疗效。

第二节 护理伦理决策

一、护理伦理决策的概念与影响因素

1. 护理伦理决策的相关概念

决策（decision-making）是决断或作出结论的意思。韦伯斯特字典中的解释为：决策是某人对一种意见或者行动路线的抉择行为。由此可见，决策的基本概念是"抉择"，意为根据问题或目标拟定多种可行的方案，然后从中选择出最能够达成目标的方案。因此，决策必然是要从两个或者更多备选方案中选择出最佳方案。决策的过程是寻求答案作出决定的过程。

伦理决策就是作出伦理上的决定，是一种复杂的过程，它必须建立在道德思考的基础上。在作出伦理决策的过程中，应该依据相应的伦理理论、原则及行为规范对行为本身、行为过程与行为后果作出多方位的考虑。

2. 护理伦理决策的影响因素

当面对相同的伦理困境需要作出决策时，往往不同的个体和团体作出的决策不尽相同，因为决策的过程会受到多种因素的影响。

(1) 个人价值观

个人价值观主要代表一个人的人格、信念或理想，并引领个人行为的方向。个人价值观往往对人的行为和决定产生决定性的作用，但由于价值观的潜在性，人们大多并不太清楚自己内心的价值观，因此，护士要有意识地了解自己、病人及其相关人员的价值观；另外，个人价值观表现为多种形式，有经济价值观、理论价值观、社会价值观、唯美价值观、政治价值观、宗教价值观等。这些价值观有些是道德性的，有些是非道德性的，只与个人的兴趣爱好相关。因此，在护理实践中进行伦理决策时，护士要弄清楚自己、病人及相关人员涉及怎样的价值观，才能在处理各种伦理问题时站在客观的角度，尊重他人的价值理念，作出最符合病人和相关人员价值观的伦理决策。

(2) 文化背景

文化背景会影响到人们对健康、疾病、生死等问题的认识和态度。比如，不同的文化对增进健康的方式有不同的看法，中西方文化对个人自主权利的大小也有不同的认定。

许多文化背景都牵涉到宗教，所以护士在照顾不同的文化背景或宗教信仰的病人(及家属)时，面对任何伦理问题的讨论，都要深入考虑不同的文化背景及信仰对其价值观的影响，以了解他们的行为及想法，这样才能保证给予病人及家属适度的尊重。

(3) 专业价值观

专业价值观是专业团体所认同的专业应该具有的特质。护理专业的价值观来自护理伦理规范及护理执业的规定。护理专业价值观有严谨、求实、诚信、审慎、慎独、同情等。护士在进行伦理决策时，需要建立良好的专业价值观，以便在护理照顾过程中，增强对伦理问题的判断及作出决策的能力。

(4) 社会价值观

社会需要的改变会影响对社会价值观的认定，同时也会影响个人的价值观。而个人的价值观也可能和社会的价值观及专业的价值观发生冲突，使得伦理决策变得十分困难。在面对这些价值观的冲突时，以下指引可以作为参考：①凡是符合专业伦理执行及病人福利的价值观应列入优先考虑；②选择最明显有利于专业伦理执行及病人福利的价值观；③受到决策影响最大的相关人员的价值理念应该列入优先考虑。

(5) 伦理理论与原则

正如地图可以指引方向，伦理理论与原则可以帮助分析及澄清伦理困境，为作出伦理决策提供理论上的指导。当然，不同的理论观点，有可能影响解决问题时所采取的行动及结果。例如，道义论认为不论行为的价值及结果如何，行事须遵守道德的原则；功利论则坚持认为伦理决策应该考虑所采取行为的价值及后果，认为每个人都有权利谋求自己的幸福，并为最大多数人谋求最大的幸福。虽然道义论和功利论有不同的观点，但对护士来说，应当在实践中尽可能地多为病人着想，视病人的利益为首位，多为病人谋取福利。

（6）组织机构

各类组织机构往往在各自形成和发展的过程中依据行业道德行为的原则、机构自身的特点，提出具有不同特色的公式化想法，树立起系统而确切的思想或观念，用以指导组织机构的运作、发展以及员工的具体劳动。此外，各组织机构往往在此基础上制定出任职资格、工作规范、学习进修规定、岗位职责等一系列部门规章和相关规定，往往对任职者要胜任该项工作必须具备的资格与条件、工作规范、工作内容等也进行了规定。组织机构的理念及规定，有时会和护士个人的价值观或病人的需要相冲突，甚至影响伦理决策的过程，造成护士的压力和困扰。在医疗工作环境中，许多问题牵涉层面很广，除了护士本身，也可能涉及医疗等其他专业。

所以整个团队组织在情况需要时，要经过协调与讨论，以团体决策的方式、客观的立场，提出解决问题的方法，以提升决策的品质及效果。对于护士来说，应当在组织的要求与病人需要及个人理想之间寻求一个合理的平衡点。

（7）法律

法律与伦理道德一样都是规范的常见类型，法律是国家制定或认可的，由国家强制力保证实施的，以规定当事人权利和义务为内容的具有普遍约束力的社会规范。护士要认识到，在法律上认定有效的权力并不一定符合伦理原则所制定的伦理权利。合法的事可能符合伦理原则，也可能不符合伦理原则；而合乎伦理的事，可能是合法的，但也有可能是不合法的。在临床护理实践中，护士的绝大多数行为都是既合法又符合伦理规范的，但也有相互冲突的。例如，救助无望而又非常痛苦的绝症病人要求实施安乐死，有人认为这是合乎伦理的，体现了对病人的尊重，但目前在我国是不合法的。再如，堕胎在许多国家是合法的，但在某些教徒看来是不合乎伦理道德的。在临床工作中，未经病人同意而做任何治疗，既不合法也不合伦理规范。

在不断重视法制建设的现代社会，临床护理行为也时时受到相关法律的调控和制约。护士处理与病人有关的伦理问题时，必须遵守法律的规定，千万不能为了满足病人或其他人的需要而冒然作出决定，出现违反法律的行为，这也是不符合护理专业规范要求的。

二、护理伦理决策的方式

伦理决策方式包括个人决策和团体决策两种。

1. 个人决策

个人决策是指由个人来作出决策，这是护士最常用到的伦理决策方式。在护理实践中，需要由个人来作出决策的情况随处可见。如：某护士一上班就可能遇到需要决定首先对谁提供照顾，以及需要为其提供哪些照护活动？哪些护理措施必须立刻实施？哪些护理行为则可以暂缓？对处理终末期的病人，是否应该告知病人有关病情？如果需要告知，则何时告知、何地告知更为妥当？如果不能告知，原因何在？当遇到两个甚至三个病人同时按呼叫铃寻求专业帮助时，应该优先为谁提供照顾服务？当仅有一台呼吸机却有两个危重病人均需要时，谁应该获得优先使用权？

2. 团体决策

团体决策是指组成一个团队或者一个伦理委员会，在经过团体的共同讨论之后才作出伦理决定的方式。临床上有一些伦理问题牵涉面很广，影响和意义深远，决策的难度较大，此时由护士单独作出决定,不但会给其带来极大的压力,还可能导致决策失误,这时往往就需要依靠团体决策。团体决策可以在护理部门内部解决,但若涉及到的伦理问题异常复杂,也可提交至医院的伦理委员会作出团体决策。

一般而言,当需要决策的情况简单或属于常规行为时,往往采取个人决策的方式。当遇到情况复杂、涉及面广,或涉及团体利益情况时,则应当交由团体决定。需要明确的是,不论是个人决策,还是团体决策,进行伦理决策时,均需要遵循一定的伦理理论、原则和行为规范。

三、护理伦理决策的程序

程序(procedure)是指事情发展的过程和次序。伦理决策中的程序是指人们依据解决伦理难题的需要而人为规定的过程和次序,即人们按照一定的顺序、方式和步骤作出伦理决策的过程。在进行伦理决策时,美国伦理委员会常运用"四盒子理论"的步骤对具体的伦理事件进行决策。

1. 伦理决策程序设计的原则

由于伦理委员会的成员多、伦理问题较为复杂等特点,伦理决策程序设计的科学性和可行性显得尤为重要。在设计伦理决策程序时,应当遵守以下几个原则:

(1)自主原则。自主原则是指在决策过程中,每个成员都有自主发表意见、表明态度的机会和权利。自主原则保障每个参与者平等的人格和主体性;保障作出的决策不是某个强势人物(无论是理论权威或实际权利拥有者)个人意愿的结果,而是参与决策的成员运用各自的决策权进行协调、选择和妥协的结果。

(2)中立原则。中立原则是指决策者本着一视同仁、不偏不倚的态度作出合理的伦理决策,参与决策的成员与所需决策的伦理事件和当事人之间应没有明确的利益或偏见。对于伦理委员会来说,要保证一个团体公正,首先要确定其成员身份的中立,如伦理委员会成员不能包括正在审查的某项研究的投资者或受益人;其次,伦理委员会应当相对独立,不受政府、公司以及社会机构的管理和约束,以保证伦理决策过程中的的公正性。总之,按照中立原则,伦理审查委员会的审查完全是独立自主的,不受任何人或机构的不正当压力和影响。

(3)平等原则。平等原则是指在设定决策程序时创造一种能够自由沟通的场合和方式。在这种环境中,个体的特殊影响力、身份差异和价值观的偏差被尽量排除,讨论以平等对话的形式,在尊重现实依据的基础上通过答辩和举证的程序来进行。平等原则的设立是为了保证人们在程序中能获得平等的权利,客观地进行评价和决策。

2."四盒子理论"的内容及决策步骤

在美国,"四盒子理论"是伦理委员会在做伦理咨询建议时常使用的方法,也是对医务人员的培训内容。所谓四盒子理论,是指一种决策程序,在这种程序中,伦理学问题被分解为医学指征、病人的要求、生命质量、相关背景因素,共4个方面,并逐一进行对照参考。运用四盒子理论,有利于所有参与者在短时间内进行同步思考和讨论,即按照统一的程序从不同的方面对伦理事件展开调查和分析,加快解决问题的速度,提高工作效率。

(1)相关背景。相关背景因素是指在医疗专业治疗和护理因素之外的,与该事件有关的一些家庭、经济和社会文化等方面的因素,而这些方面都有可能影响到伦理事件的性质。

在分析时可以按照以下几个问题进行考量：

有无家庭问题影响治疗和护理决定？

有无医护人员的问题可能影响治疗和护理的决定？

有无经济原因？

有无宗教文化因素？

对泄漏秘密可否进行辩护？

有无资源分配问题？

有无法律因素卷入对治疗和护理的决定？

是否涉及临床科研或教学？

是否存在医务人员或机构之间的利益冲突？

（2）病人要求。病人要求主要指病人自主性方面有没有受到尊重。主要内容有：

病人对治疗和护理表达过哪些意愿？

病人是否已经被告知收益和风险，是否理解，是否表示同意？

病人是否神智健全，是否有法律上的能力？

如果没有能力，有什么证据？

病人以前是否表达过某种意愿，如预嘱？

如果病人没有能力作决定，谁是合适的代理人？代理人是否用合适的标准做事？病人是否不愿意或不能配合治疗？如果是这样，为什么？

病人进行选择的权利是否在伦理学和法律上正在被尊重？

（3）生命质量。生命质量主要是指不伤害和有利原则的执行情况，也是评估医疗和护理工作是否影响了病人的生命质量。需考虑：

治疗或不治疗，病人恢复到正常生命状态的前景如何？

医务人员在评价病人的生命质量时是否存在偏见？

如果治疗成功，病人是否可能在生理上、精神上或社会生活方面需要承受一些不适？

病人目前或将来的情况是否很差，以致于医务人员得出维持生命没什么意义的判断？

是否有基本的理由放弃治疗和护理？

提供舒适的和减轻痛苦的照护计划是什么？

（4）医学指征。医学指征主要是从病人的疾病本身的状况进行评价，进行这个方面评价的成员是由具有专业技术的医学或护理专家对技术性的问题进行考察。

病人的医学问题是什么？病史？诊断？预后？

病情是急性的？慢性的？危重的？急救的？可复发的？

治疗的目的有哪些？

成功的可能性有多大？

一旦治疗失败，有哪些计划？

总之，这例病人如何能从医疗和护理上得到益处，如何能避免可能的伤害？

四盒子理论呈现的是一种内容程序，通过下列步骤，决策者可以完成整个决策和评估过程。

案例:病人,女,45岁,因消化道疾病大出血,丈夫将其送至医院急诊室,医生作出为病人输血的决定。但因宗教信仰原因,丈夫向护士表明不愿为病人输血,而病人此刻意识模糊,无法清楚表达自己的想法。请问,医护人员此时应该如何做?

步骤1:找出案例中所有的事实。

在这一步骤中,首先需要找出在案例中发生的所有事实,包括医学事实和伦理学事实,也就是了解"发生了什么",二者有时联系在一起,互相影响,有时相互之间没有影响。(分析:在上述案例中,医学事实是病人消化道出血需要输血治疗。伦理学事实是在知情同意过程中,如果尊重病人家属的意见放弃输血就有可能导致病人失去生命;而如果医生不听从家属意见而为病人输血,其结果会挽救病人生命,但是会侵犯病人的知情选择权。)

步骤2:找出案例中所有的人际关系。

人际关系包括医患关系、护患关系、护护关系、医护关系、护士与社会的关系等。只有将所有与该事件相关的人际关系界定清楚,才有利于区分利益与冲突的主体和客体。(分析:案例中的人际关系有医患关系、护患关系、医护关系以及医生护士与病人家属的关系。)

步骤3:判断案例中的冲突是什么?

在判断案例冲突之前,需排除对医疗护理等方面纯事实性材料的误解,如是否是医学、护理专用名词导致的误解,是否由于病人对医学常识的缺乏产生的误解等,而且这些误解可通过充分的交流解决。在排除这一类事件之后,就需要找出真正的伦理学的冲突,例如,是病人的隐私保密与适时公开的冲突? 还是遵循医嘱与护士行业自主权的冲突? 或者是病人家属、单位或保险公司的知情权与医院的保密义务的冲突? 等等。一般情况下,冲突主要表现为医务人员的义务与病人权利之间的冲突。(分析:本案例中的主要冲突表现为医护人员若遵循不伤害和有利原则用输血的方式挽救病人的生命,就会由于不听从病人合法代理人的意见而违反尊重原则。)

步骤4:谁是解决矛盾的决定者?

在确定冲突类型以及所涉及的人际关系之后,应当明确谁对冲突的产生负有直接责任,并且能够解决矛盾。一般不同的情境下有不同的决定者:①如果病人清醒,具备自主决定的能力,那么,病人的自主决定权应当得到充分的尊重。然而在中国国情中,家属对于问题解决也具有重要的影响力,因此,即使病人具有绝对的自主能力,也应当在适当的范围内取得家属的支持和同意。②当病人没有行为能力时,病人的个体自主权应有合适的代理人来承担,此时,需要考虑代理人的决定权的范围,是一个代理人还是由几个人共同行使代理权。如老年昏迷的病人的治疗与护理常常由几个子女共同协商决定,此时应当充分考虑代理人的综合意见。③在特殊情况下,医务人员也可能是矛盾解决的决定者,如对于病人有特殊传染病、可能直接危及社会整体利益的病人,医务人员具有特殊干涉的权利是对社会整体利益的维护。此外,有时矛盾的解决是分层次的,在不同的情况下矛盾的决定者可以是不同的。(分析:谁对于解决矛盾最有决定作用? 矛盾责任者的决策会带来什么后果? 在本案例中,病人家属、医生都对解决矛盾有决定作用,而双方意见存在分歧,听从病人家属的意见就是维护尊重原则,即尊重病人的宗教信仰和知情选择权,但是可能会导致病人死亡。而听从医生的决定会挽救病人生命,但是违背了病人家属的意见,既是对病人合法代理人自主权的不尊重,也可能会由于病人家属提出诉讼而产生伦理纠纷。)

步骤5：列出各种可能的方案，并分析各种方案的优缺点，或可能导致的结果。

对同一个伦理问题，常常有不同的解决方案，比较理性的方式是将所有可行的方案都考虑到，然后从中寻找最为合适的方案，首先考虑损失最小、所得利益最大的方案，并在可行性的基础上确定出最优的解决方案。（分析：案例中有哪些可行的方案？各有什么优点和缺点？根据不同的伦理原则，可以提出不同的方案。根据不伤害和有利原则，可以主张不听从病人家属的意见，医生擅自为病人输血，待病人病情好转后再进行解释或处理相应的纠纷。根据尊重原则，听从病人家属的意见，不给病人输血，任由病人病情发展，或采取其他医疗方式等。将可能的方案一并列出，然后讨论各方案的优点和缺点，在可行的基础上确定最佳的方案。）

步骤6：考虑各项基本伦理原则、伦理规范和伦理理论，并以此作为伦理决策的依据。

当确定最优的解决方案后，需要重新考虑各项伦理原则和规范，考察解决方案是否符合伦理基本原则，是否实现了最基本的伦理理念，是否解决的是最重要的伦理基本冲突，也就是考察所选方案是否有充分的伦理依据。（分析：该案例中哪些伦理原则可以作为伦理决策的依据？在选定了最佳方案后，需要考察本方案遵循的基本伦理原则。如有的人主张先为病人输血，不考虑家属的意见，其遵循的原则主要是不伤害和有利原则，并认为这两个原则是最重要的伦理原则；但也有其他人主张遵循病人家属的意愿，认为尊重原则是最重要的原则；还有一部分人希望提出一个双方都可能同意的方案，但是需要双方都做适当的让步，通过双方妥协来基本实现以上的三个原则。）

步骤7：遇到疑难问题可向伦理委员会申请咨询。

当难以确定最优解决方案，或者任一解决方案的制定都会造成一些伤害和损失时，应当主动寻找伦理咨询机构进行咨询，以便得到伦理决策方面的支持。（分析：是否需要向伦理委员会申请咨询？如果在讨论中能够确定出最佳方案，讨论者基本达成一致，则无需向伦理委员会申请咨询；如果达不成一致意见，则有必要向上一级伦理咨询机构进行咨询。）

步骤8：依据所作的伦理决策方案采取行动。

在确定决策方案后，应当按照所作的决策进行下一步的行为，及时地解决面对的问题。如果出现问题，应当及时调整方案。

步骤9：评价决策之后产生的结果，进行反思与改进。

当采取行为之后，应当及时评价该决策产生的后果，积极总结经验和教训，为以后类似的伦理事件提供决策依据。（分析：比较不同决策行为的后果，各有哪些经验和教训？以后再碰到类似的伦理事件应该会有哪些更好的处理方式？还需要哪些组织方面的建设？本案例中不同的方案都会有各自的一些经验和教训，讨论者可以分别列出，同时探讨更好的处理方式，甚至需要讨论在此过程中的沟通技巧的使用。同时，对伦理咨询机构的设置问题也可以提出相应的建议。）

（徐菊华）

思考与练习

【思考题】

1. 如何理解护理伦理困境？

2. 如何进行护理伦理决策?

3. 护理伦理决策过程中应当注意哪些问题?

【案例分析】

病人张某,30 岁,男,曾因精神分裂症住院治疗。出院后,病情稳定,能完全自我照顾,并在一家公司上班,每月定期到门诊注射抗精神病药物,但在此期间病人感觉手发抖,无法集中精力,便告诉主治医师希望改药。医师认为此药对病人最合适,并解释继续观察一段时间后调整,症状将会逐渐改善。病人不以为然,便和母亲一起找精神科护士诉说:"那个药的副作用对我造成很大的困扰,甚至影响上班,而医师又不听我的意见",并表示不愿继续到门诊治疗。护士将此事转告了主治医师,而医师肯定自己的判断并坚持专业自主权。病人于次月就诊时医师仍未改药,病人再度提出质疑,抗议医师不关心他的情况,不尊重他的意见,拒绝治疗。一周后,病人的母亲打电话告诉护士:病人情绪欠佳,请假未上班,又拒绝到医院治疗。

此案例存在的伦理困境是什么? 护士应当如何进行伦理决策?

第五章　护理伦理教育、修养与评价

【学习目标】

识记 1. 护理伦理教育、护理伦理修养、护理伦理评价、护理伦理认知、护理伦理情感
等基本概念
2. 护理伦理教育的原则与方法、护理伦理教育的内容、护理伦理评价的标准

理解 1. 护理伦理教育的方法、护理伦理修养的不同境界
2. 护理伦理评价的依据与方法

应用 能运用所学知识不断提高自身护理伦理修养

第一节　护理伦理教育

一、护理伦理教育的含义

护理伦理教育是按照护理伦理的基本原则和规范,运用教育各种方式和手段,对护士进行有组织、有目的、有计划、有步骤的一系列系统的道德教育的活动。

护理伦理教育是护理伦理活动的一种重要形式,通过外部的施教形成、提高护士的伦理品质。通过树立护士正确的世界观、人生观和价值观,加强护理伦理原则、规范及职业纪律教育,使护理伦理的基本原则和规范转化为护士内在的信念、品质和行为,从而有利于培养合格的护理人才,有助于护理职业道德建设,促进卫生事业改革和护理学科的发展。

二、护理伦理教育的内容

护理伦理教育就是传授护理伦理知识,培养护士高尚的伦理品质,其内容十分广泛,主要包括:世界观、人生观和价值观教育,敬业精神教育,服务意识教育,护理伦理原则、规范、范畴和奉献精神教育,职业纪律教育,卫生法纪法规教育等。依据护理伦理品质的基本要素,将护理伦理教育的内容概括为五个方面,即护理伦理认知、护理伦理情感、护理伦理意志、护理伦理信念、护理伦理行为和习惯。其相互联系、相互作用、相互影响,并且贯穿于整个护理伦理教育与实践的全过程中。

1. 提高护理伦理认知

护理伦理认知是指护士对护理伦理的理论、原则、规范、范畴的认识、理解和接受。提高护理伦理认知是护理伦理教育的起点，也是其他教育环节的基础和前提。护理伦理的形成，是建立在一定的护理伦理认知基础上的。护士护理伦理的认知水平，护理伦理行为判断能力的提高是护理伦理认知能力提高的重要标志。有些护士的行为不符合伦理要求，甚至侵犯患者的合法权益，多数情况下并不是他们有意要违反伦理要求和破坏护患关系，而是缺乏正确的护理伦理认知和正确评判护理伦理行为的能力。工作在临床一线的护士，往往对专业知识和技能的学习比较重视，而对护理伦理的认知不够重视。因此，通过各种有效的护理伦理教育方式，帮助护士提高护理伦理认知的水平和能力是护理伦理教育的首要环节。

2. 培养护理伦理情感

护理伦理情感是指护士对客观事物的态度，也就是护士对护理事业及病人所产生的同情或冷漠、热爱或憎恨、喜好或厌恶的内心体验或自然流露。护理伦理情感是在护理实践中逐步形成和发展起来的，一旦良好的护理伦理情感形成，相对于护理伦理认知具有更大的稳定性，会促使护士在工作中表现出高度的爱护病人的情感，关心同情病人，热心服务病人，认真履行伦理义务，出色完成本职工作，甚至为了病人不惜牺牲个人的利益。因此，培养护理伦理情感是护理伦理教育的重要环节。

3. 锻炼护理伦理意志

护理伦理意志是护士在履行护理伦理义务过程中克服困难和障碍的能力和毅力，表现在自觉的、有目的的行动中。意志是强大的精神支柱，是行为的杠杆。护士在从事护理工作中经常会遇到各种困难、阻力和挫折，如情绪的波动，舆论的非难等。意志坚强的护士能够排除各种障碍，坚持信念，勇往直前，实现自己的信念和诺言，对于职业所承担的义务表现出真诚和强烈的责任感。意志薄弱的护士，就可能会退缩，在履行护理伦理义务时，就会表现为忽冷忽热、患得患失，甚至放弃初衷、随波逐流。事实证明，无论在条件艰苦的战争年代，还是物质条件丰富的现在，都需要护士具备坚强的伦理意志。因此，护理伦理意志在护理伦理品质的形成和护理行为中起着重要的作用。

4. 树立护理伦理信念

护理伦理信念是护士对护理伦理目标、理想坚定不移的信仰和追求，是护理伦理认知、护理伦理情感和护理伦理意志的有机结合，并成为个人行动的指南和准则。护理伦理信念是推动护士行为的动力，也是促使护理伦理认知转化为护理伦理行为的重要因素。许许多多优秀的临床一线的护士工作任劳任怨，爱岗敬业，数十年如一日，正是有着护理伦理信念的支撑才使得辛苦忙累的工作得以坚持下去。护士一旦牢固地确立了伦理信念，就能自觉地、坚定不移地按照自己确定的信念来选择和践行护理行为，也能在复杂的伦理情境中，依据自己的信念来判定自己和他人行为的善恶。因此，树立护理伦理信念是护理伦理教育的中心环节。

5. 养成护理伦理行为和习惯

护理伦理行为和习惯是指护士在护理伦理认知、情感、意志和信念的支配下而形成的一种经常的、持续的、自然而然的行为方式。护理伦理行为和习惯是护理伦理品质的外在表现，是衡量护理伦理品质的重要标志。护理伦理习惯是建立在一定高度基础上的自然而然的"条件反射"。真正的护理伦理行为不应只是按照护理伦理要求去行动，而是应该把行动转化为习惯。著名教育家叶圣陶曾经说过："教育就是培养习惯。"因此,养成良好的护理伦理行为和习惯,是护理伦理教育的根本目的和最终环节。

三、护理伦理教育的原则

护理伦理教育的原则是指护理伦理教育过程中应遵循的准则,也是组织实施护理伦理教育的基本要求和重要依据,它贯穿于护理伦理教育的始终。

1. 目标明确性原则

明确了目标才能把握护理伦理教育的方向,才有利于护理伦理教育的有效性。护理伦理教育的目的在于提高护士的伦理修养,培养全心全意为人民健康服务的高尚护理伦理品质。这一原则贯穿护理伦理教育的全过程,在此过程中,无论采取何种教育方法,都应遵循目标明确性原则。

2. 知行统一原则

知行统一原则即理论与实践相统一,言与行相一致。护理伦理教育既要重视基本伦理理论教育,又要注意运用基本伦理理论去解决客观现实存在的伦理问题,做到理论联系实践。具体来讲,对于护士提出的现实伦理问题,教育者要作出科学的回答,以此培养护士分析问题和解决问题的能力,同时还要引导和培养护士言行一致、乐于践行的求实精神。

3. 因材施教原则

护理伦理教育应从实际出发,根据受教育者的个性特点进行有针对性的教育,只有从实际情况出发开展教育,因人施教,有的放矢,才能恰如其分,收到良好的效果。如不考虑因材施教,容易形成走过场,忽视个性教育而影响集体伦理环境的形成。护理伦理教育只有"对症下药",才能"药到病除"。

4. 正面疏导原则

护理伦理教育过程中要求教育者对受教育者进行讲授、引导,通过正面教育,讲明道理,以理服人。以真实的先进个人事迹为教材,启发自觉,使受教育者心悦诚服地接受伦理教育,克服一切消极不利因素,将护理伦理认知、情感、信念转化为良好的护理伦理行为和习惯。

四、护理伦理教育的方法

护理伦理教育的方法是指运用多种有效的教育形式或措施对护士组织实施护理伦理教育的方法。护理伦理教育的方法多种多样,应根据实际情况选择科学合理的方法,促使护士护理伦理品质的形成和完善。比较常用的教育方法有:

1. 榜样示范法

榜样好似一面旗帜,其形象具有说服力、感染力和号召力,有很强的示范、激励、推动和导向作用。榜样或先进典型集中体现出一定时代的伦理要求和所追求的较高水准。在实施护理伦理教育时要善于运用古今中外护理伦理品质高尚的人物、事例,特别是当今或发生在受教育者周围的事例,以引起共鸣,激发其学习仿效之情,以提高其护理伦理品质。但是切不可将榜样或先进典型随意拔高神化,否则会使受教育者感到可望而不可及或敬而远之。

2. 说服教育法

运用说服教育法进行护理伦理教育过程中,应遵循正面疏导原则,以情动人,循循善诱,从情感上打动受教育者,使其心悦诚服地接受护理伦理教育。运用说服教育的方法过程中,应注意采用坚持正面教育为主,坚持民主,坚持严格要求,避免训导式教育。

3. 舆论扬抑法

护理伦理教育还应发挥社会舆论的作用。社会舆论作为一种客观的精神力量,它为护理伦理教育创造了一个有利氛围,通过舆论达到扬善抑恶,这样才能扶正祛邪,培养护士高尚的护理伦理品质。同时还应发挥集体的力量,在集体中人人是受教育者,人人又成为教育者。集体是个体生长与发展的土壤,个体处在优秀的集体中,必然会受到良好的伦理感染和熏陶。相反,如果个体处在正气不足或风气不正的集体,必然会受到不良的伦理影响。因此,教育者要善于营造健康的舆论氛围,并利用集体的力量,使护士形成良好的护理伦理品质。

4. 专业情景教育法

护理伦理教育过程中除了学习护理伦理学课程外,还要结合专业教育,培养护士的护理伦理品质。在护理实践中,结合专业情景进行护理伦理教育的方法生动、自然、形象,容易使受教育者接受,从而取得良好的效果,如参加护理查房,接受护理安全教育,观看或参与"5.12"国际护士节的授帽仪式、事迹报告及颁奖仪式等,从而达到护理伦理教育的目的。

五、护理伦理教育的阶段

护理伦理教育对象包括护理专业在校学生、实习护生及从事临床护理工作的护士,护理伦理教育从护生进入学校开始直至护理职业生涯结束,根据教育对象的身份不同,可分为在校学习阶段、实习阶段及工作阶段,每个阶段因其各自特点,教育方法不尽相同。

1. 在校学习阶段

在校学习阶段学生通过系统的理论学习以提高学护理伦理认知、培养护理伦理情感为主要任务,主要教育方法有:

(1) 加强教师职业道德修养。"教书育人,立德为先",身为教师,要自觉加强职业道德修养,教师更应主动寻求人文素质与护理伦理修养的互补,通过言传身教,为学生护理伦理教育树立榜样。

(2) 加强护理伦理专业课程建设。开展以护理伦理学为主体的人文课程为基础的全程护理伦理教育,使学生系统学习有关课程的知识内容。

(3) 将护理伦理教育融入其他课程。将其他课程教学与护理伦理教育相结合,既有利于丰富专业教学内容、强化专业教学效果,又有利于护理专业学生人文伦理品质的培养。例如,在"护理学导论"中讲授护士的基本素质与要求时,让同学讨论如不具备这些基本素质时,会对病人造成怎样的后果。通过教学活动,使护理专业学生深刻意识到护理伦理素养对于病人的重要性。

(4) 其他,如学生通过多种活动,以参与的方式开展护理伦理教育,如"5.12"国际护士节集体宣读南丁格尔誓词;把伦理教育作为校园文化建设的重点等。

2. 实习阶段

临床实习是护理专业学生通过临床把理论知识转化为专业技能的重要途径,是学生接触社会、服务病人和职业道德初步形成的时期,此阶段以培养护理伦理情感、锻炼护理伦理意志为主要任务,主要教育方法有:

（1）重视实习前教育。教育内容主要集中在实习上岗前相关事项的交代及工作岗位上的职责及相应行为警示等方面。实习前教育是对护生进行护理伦理教育的重要途径，对护生进行护理行业的服务宗旨、护生的护理伦理规范和实习规则的教育，让护生认识到护理伦理在临床护理工作中的重要性。

（2）加强带教教师的护理伦理教育。在临床实习中，教师与学生朝夕相处，教师的言行对学生有潜移默化的影响，对学生职业道德的养成具有很强的示范作用。另外，带教教师除了对护理技能的教授外，还应注重护理伦理方面的问题的指导，如处理护患关系的原则、技巧等；带教教师就临床护理工作中遇到的问题进行伦理分析，对日常护理行为所隐含的职业道德及法规进行教育。

（3）强化护生的职业责任感。少数护生实习期间出现护理差错正是因为没有建立职业责任感，出现"一旦出事与我无关，我只是一名实习生"的错误想法。

通过护理伦理教育，让护生认识到自己的护理行为与病人的生命健康息息相关，意识到强烈职业责任感对于护理工作的重要性。

3. 工作阶段

经过在校学习阶段和实习阶段，在职护士的护理伦理教育其实就是护理伦理再教育，护理伦理再教育是对在职护士实施护理伦理知识教育的过程，目的是为了不断丰富和完善护士的伦理知识，适应社会发展，属于护理继续教育的内容。护理伦理再教育应保持长期性和连续性，将护理伦理再教育贯穿到整个护理继续教育中。主要教育方法有：

（1）重视岗前培训。护理伦理教育的内容一般包括医院文化、规章制度、工作程序、护理与法律、职业道德礼仪与规范、沟通技巧、护理风险防范等。教育形式多为理论授课。通过岗前培训，使新上岗护士加深护理伦理知识的理解，坚定护理伦理信念。

（2）教育形式多样化。可通过举办讲座、护理查房、参加有关学术会议、接受国内外护理伦理培训等方式，加强对护理伦理知识的重新认识与深刻思考，提高护理伦理认识水平。

（3）教学内容和目标应考虑工作特点和职业层次。针对临床护士，教学内容主要涉及日常工作中的伦理问题，如护理病人过程中如何权衡利益得失，如何尊重病人的自主权，如何公正地分配护理资源等。针对护理科研工作者，教学内容多为护理科研中的护理伦理知识。根据职业层次的考虑，针对初级职称的护士，教学目的是培养他们的伦理推理和决策能力。

第二节 护理伦理修养

一、护理伦理修养的含义与意义

1. 含义

护理伦理修养是护士在护理伦理品质形成中对照护理伦理基本原则、规范和范畴，进行反省、检查、自我批评和自我解剖的过程，是伦理品质方面的自我锻炼和自我改造的过程，以及在实践中形成的伦理修养境界。它可以从两方面来理解：一是护理伦理修养的行为，即按照护理伦理基本原则、规范和范畴所进行的学习、体验、对照、检查、反省等心理活动和客观的护理实践活动;二是行为后达到的境界,即经过长期的努力之后形成的护理修养境界。

2. 意义

提高护理伦理修养是促使护理伦理教育发生效用的内在动力,是将护理伦理的他律转为自律的关键环节。因此,提高护士的护理伦理修养,对于形成全心全意为患者服务的护理伦理观念、提高护理质量、形成优良的护理行风都具有重要意义。

(1) 有利于形成全心全意为病人服务的护理伦理观念。一名合格的护士,除了要具有较丰富的护理专业知识、文化素质和精湛的护理技术外,还必须具有全心全意为病人服务的护理伦理理念,二者缺一不可。护理伦理理念是在长期的护理实践中逐步培养形成的,护士在实践中应依照护理伦理原则、规范自觉地检查、反省自己的行为,进行自我校正,不断提升伦理修养水平,有利于形成全心全意为患者服务的护理伦理理念。

(2) 有利于提高护理质量。护理工作的每一个环节都与患者的生命息息相关,护理伦理修养水平关系着病人的根本利益,直接影响到护理质量。护理质量的提高不仅需要依靠扎实的理论基础和娴熟的护理技术作为客观基础,更要靠护士良好的伦理修养为基本保障。临床实践中,一名有修养的护士能做到精心地护理病人,细致地观察病情,详细地做好记录,及时全面地掌握病人情况,为医师提供可靠的诊断依据,使病人得到及时有效的治疗。

(3) 有利于形成优良的护理行风。行风是一个行业的风气,是某一部门和行业形成的一种较普遍的作法和倾向,具有一种整体性的特征。护理行业的队伍由护士组成,如果每位护士都具备较高的护理伦理修养,就会形成良好的护理行风。良好的护理行风使公众对护士有着发自内心的赞同和认可,这对于形成良好的护患关系以及护理工作的开展有着巨大的帮助。

二、护理伦理修养境界

护理伦理修养境界是指护士在伦理修养过程中所形成的道德觉悟水平,反映了护士的道德素质,是一种复杂的道德意识现象。依据护士对待个人与集体、个人与病人的关系中所表现出来的精神境界和行为表现,护理伦理修养境界通常由低到高可分为自私自利、先私后公、先公后私和无私奉献四个层次。

1. 自私自利

这是护理伦理修养的最低层次,具体表现为遇到任何事情,首先考虑的是自己的利益,完全不考虑病人与集体的利益;不安心本职工作,利用工作之便为自己谋取利益,甚至向病人索要财物;工作责任心差,对待病人态度恶劣,易造成护理差错事故,出现差错后推卸责任。对于处在这种境界的护士,应加强护理伦理教育,转变其认知方向,引导和督促其加强护理伦理修养,否则不适合从事护理工作。

2. 先私后公

这是护理伦理修养的较低层次。具体表现为遇事时尚能考虑到病人与集体利益,但往往还是偏重于个人利益;服务态度与服务质量不稳定,当集体利益和个人利益发生矛盾时,把个人利益放在首位,常常要求其他利益服从个人利益,斤斤计较个人得失。对于处在这种境界的护士,不能任由其发展到自私自利的境界,必须进行护理伦理教育,提升其护理伦理修养境界。

3. 先公后私

这是护理伦理修养较好的层次。具体表现为遇事能够做到以病人和集体的利益为重，关心病人的疾苦，处处体贴病人，对工作负责、团结协作；当个人利益和病人、集体、国家利益发生矛盾和冲突时，能够服从病人、集体和国家利益，并且不忘维护自己的正当利益。处于这种伦理修养境界的护士一般具有两重性。有时对护理伦理要求的执行还不够自觉，甚至有些摇摆，在一定条件下会发生先私后公的境界转化，但只要坚持接受伦理教育，锻炼自己的护理伦理意志，提升护理伦理修养，就会向最高层次的护理伦理修养境界发展。

4. 大公无私

这是护理伦理修养的最高境界，代表了护理伦理修养的发展方向，是先公后私境界的升华。处在此种境界的护士具有全心全意为病人服务的护理伦理理念和为护理事业献身的人生观，对工作极端负责，对病人极端热忱，处处以病人和集体、社会的利益为重，甚至为了病人的利益能够毫不犹豫地作出自我牺牲，他们的高尚伦理行为具有高度的自觉性、坚定性和一贯性。

三、护理伦理修养的方法

1. 躬行实践

临床实践是护士进行护理伦理修养的基础。护士需要在护理实践中，在与病人、社会的交往过程中，对照护理伦理基本原则、规范及范畴进行反思、检查、自我批评，对自身品德进行自我锻炼和自我改造，从而不断地培养和提高自己的伦理品质。

2. 重在自觉

自觉修养是护理伦理修养的关键。护士只有具备了自觉修养的主动性，才能主动地投身护理实践，自觉坚持全心全意为人民服务的伦理信念，自觉进行自我批评、自我教育，对照护理伦理原则和规范严格要求自己，自觉追求崇高的护理伦理修养境界。

3. 持之以恒

持之以恒的修养精神是护理伦理修养的保障。"滴水石穿"、"铁杵成针"的道理人人皆知，护理伦理修养也要有此毅力。良好的护理伦理品质的形成既非一日之功，亦不能一劳永逸，必须坚持不懈，持之以恒。特别是遇到困难和障碍时，更要激流勇进.只有以坚韧不拔的毅力和持之以恒的决心，才能培养高尚的护理伦理品质。

4. 力行"慎独"

"慎独"修养是护士伦理修养的行为目标和检验标准。"慎独"，是指个体在独自活动无人监督的情况下，仍能坚持伦理信念，按照一定的伦理规范行动，而不做任何有违伦理信念及伦理规范之事。护士的工作常常是在无人监督下独立进行，如观察病人病情细致与否，无菌操作严格与否等，都与护理质量有着直接关系，甚至关系到病人的生命安全，这就需要护士具备"慎独"精神。

护士要培养"慎独"精神，首先要提高认识，只有认识到护理伦理修养的重要性和必要性，才能产生"慎独"的主动性和自觉性。其次，培养"慎独"精神必须打消一切侥幸、省事的念头，特别是当工作平淡而产生厌烦时，工作繁忙而产生马虎时，工作疲倦而产生松弛时，抢救紧张而产生慌张时，心情不舒畅而产生工作情绪涣散时，都需要以"慎独"的精神要求自己。第三，培养"慎独"精神要求严谨细致，从小事做起，在任何时候、任何情况下都能用鲜明的伦理观念、规范要求自己,做到耐心细致、一丝不苟。

第三节　护理伦理评价

一、护理伦理评价的含义与作用

1. 护理伦理评价的含义

护理伦理评价是指在护理实践活动中,依照护理伦理原则和规范,人们和护士对护理行为和活动的伦理价值所作出的判断。护理伦理评价包括两个方面:一是指社会或同行对护理行为和活动的评价及护士的自我评价;另一方面是对护理行风的价值评价。护理伦理评价是护理行为和护理行风的"监视器",对促进护士将护理伦理原则、规范转化为实际行动以及培养高素质的护理队伍有着重要意义。

2. 护理伦理评价的作用

护理伦理评价是护理伦理活动中一个不可缺少的方面,对于护士形成良好的护理伦理品质以及形成良好的护理行风都起着至关重要的作用。

(1) 裁决作用。一方面,护理伦理评价通过护理伦理原则和规范对护士的职业行为作出的正确评判,有助于明确各种护理行为的伦理界限,明确衡量行为的善恶标准。另一方面,对于一些医学护理伦理难题,通过护理伦理评价,作出正确的导向,作出符合人民利益的正确评价,促进医学科学和护理科学的不断发展。

(2) 教育作用。通过护理伦理评价有助于护士判断行为善恶,并从中深刻了解自身的伦理缺陷,及时更正和弥补伦理缺陷,正确选择伦理行为。护理伦理评价可以引起护士良心自省,产生荣辱感及高尚的护理伦理情感,促使其调整自己的行为,逐步培养优秀的护理伦理品质。

(3) 调节作用。一方面,通过社会舆论,人们受到赞扬时会感到荣幸,受到批判时则会无地自容,问心无愧时会感到欣慰,受到良心谴责时会感到内疚,从而汲取教训,避免重犯。另一方面,护理伦理评价在护理实践中制约和调整护患关系、护际关系、医护关系等多种伦理关系。因此,护理伦理评价在护理伦理原则和规范转化为护理伦理行为与习惯中起着杠杆式的调节作用。

二、护理伦理评价的标准与依据

1. 护理伦理评价的标准

护理伦理评价标准,是指衡量护士的护理伦理行为的善恶及其社会效果优劣的尺度和准则。护理伦理评价标准是一个由多层次和多要素构成的标准系统。凡是根据广大人民群众的健康利益及社会进步而确定的评价标准,都是客观而科学的。护理伦理评价的基本标准主要有:

(1) 疗效标准。即护理行为是否有利于病人的健康利益。护理行为是否有利于病人疾病的缓解、恢复、痊愈,是否有利于保障病人的生命安全,这是评价和衡量护理行为是否符合伦理原则以及伦理修养水平高低的重要标志。护士的基本伦理要求是护理行为有利于病人的身心健康,这是护理科学的根本目的之一。

(2) 社会标准。即护理行为是否有利于人类生存环境的保护和改善。人具有自然属性和社会属性,护士在进行护理行为时应把病人看作是整体的人,即具有生物属性和社会属性的人。人类的生存环境又分为自然环境和社会环境,护士的职责不单单是治病救人,同时也担负着预防疾病,提高生命质量的重要任务。因此,为了人类的健康,护士必须做好预防疾病,促进健康,改善人类的生存环境的工作,促进一切有利于人类健康利益的自然和社会因素的统一。

(3) 科学标准。即护理行为是否有利于促进护理科学的发展和社会的进步。随着医学技术的不断发展,护理的高新技术也在不断应用于实践中,护理技术水平不断提高;护理教育也在不断发展和完善中,越来越多的高层次护理人才充实到护理队伍中,护士也在积极地开展护理科学研究,推动护理科学的发展和社会的进步。

上述标准的中心和实质是围绕服务对象的健康利益为出发点。但在实践中运用上述三项标准对护理行为进行评价时,有时会遇到一些矛盾,如各种利益和观念的矛盾和碰撞,相关因素的牵涉与干扰,中介环节的参与和渗透及医学科学新发展的冲击和挑战等。遇到上述情况,除遵循以上三条客观标准,还可依据护理伦理学的基本原则作出全面科学的评价。

2. 护理伦理评价的依据

(1) 动机与效果。动机是人对个体需要所产生的一种心理体验,是满足个人需要所进行的有关行为活动的动力。效果是人的行为产生的结果。在哲学上,动机和效果是一致的,好的动机产生好的效果,坏的动机产生坏的效果。但是在护理实践中,护理行为是以满足病人的需要为出发点,目的是最大限度地促进和维护病人的健康。由于评估病人的需要存在不能全面的问题,现有医学发展水平和医学条件的局限性会对护士护理行为的效果产生影响,因此,在护理伦理实践中,动机和效果是不完全一致的,有时好的动机可能会产生坏的效果;有时坏的动机也可能出现好的效果。鉴于此,在进行护理伦理评价时,既要重视护理效果,更要重视护理过程,结合实际客观地评价护士的伦理品质。

(2) 目的与手段。目的是指护士经过自己努力后期望达到的目标。手段是指为达到这一目的所采取的措施、方法和途径。目的与手段是相互制约、相互联系、相互渗透的,二者的统一构成了护理伦理评价的又一主要依据。目的规定手段,手段服从目的。没有目的,手段是毫无意义的;同时,没有一定的手段相助,目的也是无法实现的。在进行护理伦理评价时,应依据护理伦理学的原则和规范,评价护理目的的正确性和客观性,以及相应护理手段的适宜性。评价行为反映维护病人最大利益与维护社会利益的统一。

三、护理伦理评价的方法

1. 从护理伦理评价的来源角度,可以分为社会舆论、传统习惯和内心信念。

(1) 社会舆论

社会舆论,简单地说,就是指公众对社会现象和行为所持的态度和意见,是护理伦理评价中最普遍和最重要的方式。它作为一种无形的精神力量,在护理伦理评价中起着特殊的作用,其特点是权威性强、信息量大、传播迅速,且具有广泛性、群众性和约束性。社会舆论通过表扬肯定或谴责否定,形成一种巨大的精神力量,促使护士在护理实践中选择合乎伦理要求的行为,护士也应充分利用社会舆论的积极作用,学会根据正确的社会舆论的要求,反思检讨错误行为,做到对病人及社会负责。

（2）传统习俗

传统习俗是指人们在社会生活中逐渐形成的,从历史沿袭而巩固下来的,具有稳定的社会风俗和行为习俗,并且已和民族情绪和社会心理密切结合,成为人们自觉或不自觉的行为准则。传统习俗是评价护理行为伦理价值最初的、最起码的标准,也是每次伦理行为评价作出的价值判断和准则得以巩固和留传的外在形式。由于传统习俗有两重性,存在着新与旧,进步与落后,积极与消极相对立的习惯,因此,在进行护理伦理评价时,要结合实际进行具体分析,避免落后的传统习俗成为道德风尚的阻力。

（3）内心信念

内心信念,俗称"良心",指人们依照自己已形成的伦理观念对自己的行为进行自觉的肯定或否定,是一种内在的、自觉的伦理评价行为。

在护理实践中,当护士行为符合护理伦理要求时,内心信念给予肯定,使护士产生强烈的荣誉感,从而获得精神上的满足和自豪,激励自己继续前进;当护士行为不符合护理伦理要求时,内心信念给予否定,护士就会产生羞愧和不安,并告诫自己不再犯类似的错误。内心信念具有稳定性、深刻性、监督性的特点,因此,内心信念在护理伦理评价中显得极其重要。

2. 从护理伦理评价的结果角度,可以分为定性评价和定量评价。

（1）定性评价

定性评价是指在一定范围、环境、条件或时限内,通过社会评价、组织评价、患者评价、同行评价、自我评价等多种形式,对护士的护理伦理行为给予定性的评价。

根据获取的信息,有两种评价形式:一种是以"高尚、良好、一般、不良、低劣"来评价,此种形式以"是否高尚"来评价护理伦理行为,属内在性质;另一种是以"很满意、满意、比较满意、不满意、未表态"形式评价,此种形式用"是否满意"来评价护理伦理行为,属外在性质。根据实际情况,两种形式可以兼而用之。

（2）定量评价

定量评价是指把护理伦理所包含的具体内容加以量化,经过系统分析得出较为客观的评价结论。目前护理伦理定量评价的具体内容主要从护士的服务思想、服务态度、敬业精神、遵章守纪情况、护理技术水平等方面确定。常用的定量方法有:"四要素"评价法、百分制评分法、模糊综合评价法及综合指数法等。进行护理伦理评价时,应注意主观评价和客观评价相结合,定性评价和定量评价相结合,这样才能保证护理伦理评价的客观准确性,从而更好地促进护士的护理伦理修养实践。

护理伦理评价是护理伦理实践中的重要形式,它把护理伦理原则、规范和护理伦理理论有机地结合起来,用以评价护理伦理实践,形成的评价结果又反过来调整和规范护士内在的护理伦理信念和品质及行为与习惯。因此,开展护理伦理评价活动,对于增强护士美与丑,善与恶,荣与辱的判断能力,提高护士依照护理伦理的基本原则和规范提高护理伦理修养有重要意义。

（伏　蓉）

思考与练习

【思考题】

1. 护理伦理教育的过程和方法有哪些？
2. 护理伦理评价的标准是什么？
3. 如何将护理伦理教育贯穿于护理实践的始终？

【案例讨论】

"最美女孩事件"：2011年7月27日下午6点09分，余书华在路过酉阳自治县桃花源镇美食街路口时发现群众自河中救起一名老年男性溺水患者，病情万分危急，但周围群众措手无策。在这紧要关头，余书华见义勇为，主动施救，凭着白衣天使救死扶伤的职业本能，利用医院日常"三基三严"培训的专业技能知识，立即就地对溺水老人进行胸外心脏按压和直接口对口人工呼吸实施紧急抢救，直至医院"120"救护车赶到现场，并协助医务人员将病员送上救护车后才悄然离开。这时，她才想起到河边去清除口中的淤泥和脸上的汗水。2011年8月2日，最美女孩的救人事迹上了央视新闻频道，而在各大网络论坛上，余书华成为网友关注的焦点，有人夸她是英雄，有人好奇她当时是怎么想的，也有人感叹她的勇敢。按照人工呼吸的要求，施救者和患者的口唇之间应该隔着一层纱布，但最美女孩在情急之下，口对口直接进行施救，是冒着被患者传染疾病的危险去救人，这种行为也让同行们肃然起敬。

1. 你认为最美女孩的护理伦理修养境界达到了哪一层次？
2. 你应通过哪些方法来提高护理伦理修养？

第六章 病人权利与护理人际关系伦理

【学习目标】

识记 1. 病人的权利和义务

　　　2. 护士的权利和义务

　　　3. 医护人员的特殊干涉权

理解 1. 护患关系的特征与模式

　　　2. 护际关系的伦理要求

　　　3. 护士与其他医务人员关系的伦理要求

　　　4. 护士在社会公共服务中的伦理要求

应用 1. 正确处理护患关系、护际关系、护士与其他医务人员及与社会的关系

　　　2. 能和病人进行积极合理的护患沟通

一切护理活动都是在一定的社会关系中进行的。护理人际关系是进行护理活动的基础，包括护患关系、护际关系、护士与其他医务人员的关系以及护士与社会的关系。护理工作的质量不仅取决于扎实的专业知识与精湛的护理技能，更取决于良好的护理人际关系。和谐的护理人际关系有利于护理工作的顺利进行，有利于病人的康复，有利于社会的稳定。

第一节 病人权利与护士的义务

在护理工作中，护士和病人都各自享有自己的权利并承担应尽的义务，共同维护护理活动的正常进行。权利是法律或伦理上认可的或伦理学上可辩护的要求或利益，与义务相对。义务是一个人必须或应当承担的职责。病人与护士双方的权利与义务是对立统一的，病人权利的实施，很大程度上依赖于护士对伦理义务的履行；病人的义务则体现了对护士权利的尊重与合作，体现了对社会整体利益的维护。一般来说，病人的权利就是护士应尽的义务。如果满足病人的权利会伤害到他人与社会的公共利益，护士可以行使"特殊干涉权"。

一、病人权利与义务

1. 病人的权利

病人的权利是指病人在接受医疗护理服务过程中应该享有的权益和可以行使的权利。权利问题是在广泛的民权、女权和消费者权益运动中提出的。西方资产阶级革命催生了人权意识的觉醒,病人权利运动开始盛行。多年来,各国对病人权利的理论与实践做了大量研究。1980 年美国召开了第一次全美病人权利会议,1981 年世界医学会通过了《病人权利宣言》,1986 年世界医学会又通过了《对医师专业的独立与自主宣言》,要求尊重和支持病人的权利。这些都表明病人的权利越来越受到重视。

我国多项法律法规也对病人的权利作出了相应规定。近年来逐渐明确提出病人应该具有以下基本权利:

（1）生命健康权

《中华人民共和国民法通则》明确规定:公民享有生命健康权。生命健康权指病人在患病期间享有生存权,同时享有恢复健康和增进健康的权利,包括生理健康和心理健康。病人的生命权与正常人是平等的,并不能因为处于疾病状态而被忽视。

（2）平等医疗权

平等医疗权是指病人平等享有基本的合理的医疗卫生资源和医疗护理服务。既然每一位病人都享有生命健康权,当其受到疾病的威胁时,医护人员就应该平等地对待每一位病人,及时给予基本的、合理的诊疗护理服务,而不受其地位、财产、种族等方面的影响。病人有权要求医护人员按照程序为其解除病痛、恢复健康,有权享受到基本的医疗护理服务。

（3）疾病认知权

疾病认知权指病人有权要求医护人员将自己所患疾病的相关情况及预后等进行解释说明。在不损害病人利益和不影响治疗效果的前提下,医护人员应该用通俗易懂的语言向病人解释和说明诊断结果、拟采取的诊疗护理措施和预期效果。如果知晓自己的病情会对病人的疗效和预后不利,医护人员应该谨慎告知或选择告知家属,暂时对病人保密。

（4）知情同意权

知情同意权是指病人享有知晓自己病情和医护人员所采取的诊治护理措施,并自主选择适宜的诊疗护理决策的权利。病人充分理解医护人员为自己作出的诊断结果、治疗手段、所采用的治疗仪器和药品、护理措施、有无并发症和风险、有无参加人体实验等信息后,有权选择接受还是拒绝。知情同意权主要体现了病人的自主意识,对关乎自身的所有决定有权作出取舍。

（5）隐私保护权

隐私保护权是指病人享有的私人信息和私人生活应受到保护,不被他人非法侵犯、知悉、收集、利用和公开的权利。受到保护的病人隐私包括病史、家族史、接触史、身体隐蔽部位、生理特征、心理活动等与公众无利害关系的信息。如果保护病人的个人隐私会对病人自身、他人和社会公共利益造成一定伤害时,就应该行使医护人员的特殊干涉权。

（6）监督医疗护理权

监督医疗护理权是指病人有权在医疗护理的过程中对自己的医疗护理过程进行监督,了解自身权利是否得以实现。《中华人民共和国侵权责任法》规定病人有权查阅或复制自己的门诊病历、住院志、医嘱单、检验报告、手术及麻醉记录、病理资料、护理记录、医疗费用等病历资料。

（7）因病免除某些社会义务权

因病免除某些社会义务权是指病人在获得医疗机构合法的医疗诊断书或鉴定书后,有权不承担病情不适宜的社会责任,如免除兵役、参加献血等,同时有权获得法律规定的各种福利待遇。

（8）医疗赔偿权

医疗赔偿权是指病人对医疗机构及其医护人员违反医疗卫生法律、行政法规、部门规章及诊疗护理规范,或因过失造成病人人身损害或利益受到侵犯,病人有权要求医方给予经济赔偿。《中华人民共和国侵权责任法》及《医疗事故处理条例》对此都有相应的规定。

2. 病人的义务

在医疗活动中,病人在行使自己权利的同时,应当履行一定的义务,这不仅是对他人和社会负责,也是对自己负责。

（1）保持和恢复健康的义务。自我照顾,促进健康,尽量减少对家庭和社会的负担是每个人不可推卸的责任和义务。作为病人,应当自觉维护身体健康,减少疾病发生,积极治疗疾病。

（2）积极配合治疗的义务。病人在接受医疗护理服务过程中,有责任配合医护人员的工作,共同治疗疾病,恢复健康。主要表现为病人应尽可能向医护人员提供自己的现病史、过去史、住院史、用药史及其它有关情况,遵从科学合理的医护嘱咐,按照医护人员的要求接受治疗和护理。

（3）遵守医院规章制度的义务。良好的医疗与护理秩序不仅依赖于医护人员的辛勤工作,也要依靠病人及其家属的自觉遵守。病人在就诊求治过程中,应自觉遵守医院的规章制度,与医护人员共同维护医院的正常运行。

（4）支付医护费用的义务。目前我国国家的经济实力仍然有限,医疗卫生事业不是纯粹的福利性事业,医院也不是慈善机构,医疗、护理服务需要投入成本,属于有偿服务。因此,作为国家公民,病人有义务交纳全部或部分医疗费用。

（5）尊重医护人员及其劳动的义务。医护人员的专业权利是医疗护理工作得以顺利进行的必要条件。医护人员的劳动能有效减轻或消除病人的病痛,促使病人尽快康复,理应得到病人及家属的尊重。

（6）支持医学科学发展的义务。为了维护和促进人类健康,病人有义务理解和配合医疗护理教学、科研、公益等活动,促进医疗、护理学科的发展。注意:该义务不是病人的法定义务,仅仅是伦理义务,因此必须经过病人的知情同意方可进行教学科研活动,不能强迫病人接受,否则将违反法律规定。

二、护士的权利与义务

1. 护士的权利

（1）护理决策权

护士有权根据病人的情况进行必要的问诊、查体,获取疾病诊疗护理相关信息,选择恰当的护理方案、预防措施、保健方法等帮助病人恢复健康。这是护士从事执业活动应当享有的基本权利。

（2）人身安全权

护士执业，其人格尊严与人身安全不受侵犯。对侵犯自己人格或威胁自己人身安全的言论或行为，护士有权采取法律措施保护自己。一切扰乱正常医疗秩序，侮辱或殴打护士的行为都是违法行为，应当受到社会的谴责和法律的严惩。护士执业，同时也有获得预期所从事的护理工作相应的卫生防护、医疗保健服务的权利，接受职业保护，以保证自己的身心健康。

（3）要求合理待遇权

护士执业，有权按照国家有关规定获取工资报酬，享受相应的福利待遇，参与社会保险的权利。任何单位或个人不得克扣护士的工资，降低或取消护士的福利待遇。

（4）继续教育权

护士有权按照国家规定获得与本人业务能力和学术水平相应的专业技术职务职称的权利，有权参加专业培训、从事学术研究和交流、参加行业协会和专业学术团体的权利。护士在完成本职工作的前提下提高自身学历和科学研究能力，有利于提高自身素质，有利于提升护理水平。

2. 护士的义务

护士在享有法律和道德赋予的权利之外，同时也应履行一定的义务。护士的义务是护士对病人、社会所应有的道德责任，是护理的职业要求。《中华人民共和国护士条例》的相关条款在法律上规定了护士的义务。

（1）依法执业的义务。护士执业，应当遵守医疗卫生管理法律法规和护理工作的规章规定，避免发生护理差错和事故。

（2）执行医嘱，提供适当护理的义务。护士必须准确及时地执行医嘱，不可随意篡改和违背。如果发现病人病情危急，护士应当立即通知医生；在紧急情况下为抢救垂危病人生命，护士应当先行实施必要的紧急救护。

（3）尊重病人及保护病人隐私的义务。护士在执业中应当尊重关心病人，对病人一视同仁，认真向病人及家属介绍病情和医疗护理情况，尊重病人的知情同意权，保护病人的隐私。

（4）为病人尽职尽责的义务。护士在执业活动中，应对护理活动的每一个环节都恪尽职守，对病人尽到应有的责任，积极促进病人的身心健康，以免造成对病人的伤害。

（5）维护社会公益的义务。护士不仅要对所负责的病人负责，更要对社会公众负责，有义务参与公共卫生和疾病预防控制工作，对可能导致医疗事故的过失行为、医疗纠纷或有损社会公益的行为如实上报。发生自然灾害、公共卫生事件等严重威胁公众生命健康的突发事件时，护士应当服从县级以上人民政府卫生主管部门或者所在医疗卫生机构的安排，积极参加医疗救护。

三、医护人员的特殊干涉权

医护人员的一般权利常让位于病人权利的基本要求，而医护人员的特殊权利恰恰与其相反。在特定情况下，需要限制病人自主权利，实现自己的意志，以达到完成医护人员应对病人尽义务和对病人根本利益负责的目的，这种权利称为医护人员特殊干涉权。

特殊干涉权是医护人员的一项特殊职业权利。医护人员使用特殊干涉权是否合乎伦理要求,关键在于使用特殊干涉权来否定病人自主权利是否正当和必要。当病人自主原则与下列情况发生根本冲突的时候,医护人员可以使用特殊干涉权利对病人进行干预。①与生命价值原则发生冲突;②与对病人不伤害原则相背离;③与社会公益原则有矛盾。有关病人个人健康利益的原则中,生命价值原则是第一位的,不伤害原则次之;而在个人自主原则和社会公益原则之间,社会公益原则是主要原则,因为它代表了更广大社会人群的健康利益。在保证和维护主要原则的情况下,否定个人自主原则,使用医护人员特殊干涉权是有其伦理依据的。

在护理工作的特殊情境中,护士使用特殊干涉权也是护士的义务和职责。临床护理中常见的情境有:

1. 病人拒绝治疗

一般情况下病人可以拒绝治疗,这种拒绝应该是理智的决定,倘若拒绝治疗会给病人带来严重后果或不可挽回的损失,医护人员可以否认病人的决定。自杀未遂的病人,他们会拒绝一切抢救措施;还有的是因为心理恐惧而拒绝一些诊疗措施;另外因为经济原因而放弃接受治疗的也不在少数。对此,医务人员应耐心说服,晓之以理,必要时可在取得其家属和单位同意后,不考虑病人的意见实施预定的治疗和护理措施,但要避免不作任何解释就采取强迫治疗措施。

2. 人体实验性治疗

病人出于某些目的,接受人体实验性治疗,虽然已经知情同意,但医护人员面对一些高度危险,有可能致病人于死亡或伤残的情况,应该适时干预,必要时停止或中断实验,以保护病人利益。

3. 病人不宜了解实情

病人有权利及时了解自己疾病的性质、程度、治疗情况及其预后,医护人员应该如实提供情况并负责解释和说明。但是,有些病人了解诊治情况及预后,有可能影响到治疗过程或效果,甚至可能造成更大的伤害。为了避免形成不良影响,医护人员在一段时间内对病人隐瞒真相,使用特殊干涉是正当的、道德的行为。

4. 必要的行为控制

对一些传染病病人、发作期的精神病病人或因外界刺激导致反应性精神分裂症病人,由于他们对社会和人群有可能造成严重威胁,或者因这些病人缺乏自知力和自制力会带来自伤和伤人事故,为了保护病人,保护社会利益,防止发生意外,医护人员有权采取合理的、有效的、暂时的和适度的强制措施来控制病人的行为。

第二节　护患关系与护患沟通伦理

南丁格尔曾说:"护理工作的对象不是冷冰冰的石块、木头和纸片,而是有热血和生命的人类。"在护理人际关系中,护患关系是首要和最重要的人际关系,这也是护理伦理学的核心内容之一。护患关系是否和谐,直接关系到病人的安危与护理质量。

一、护患关系的概念与发展

1. 护患关系的概念

护患关系是指护士与病人及其家属在特定的护理服务与被服务的情境中形成的社会关系。它贯穿于护理活动的整个过程,表现为一个不断的、动态的人际互动过程。

2. 护患关系的发展

随着护理学科的建立,护患关系也经历了一个不断发展完善的历史过程。在古代,照顾病残、生儿育女等主要靠民间的医药活动和群众的自我护理。医院建立以后,医生逐渐配备了助手来协助医生打针、换药、按摩等治疗,助手做些简单的护理工作,护患关系由此逐渐建立起来。中世纪宗教神学统治整个世界,巫医混杂,教堂的僧侣和修女对求神的病人予以简单的治疗和生活上的护理,使得护患关系披上了神秘的宗教面纱。随着佛罗伦斯·南丁格尔创建现代护理和护理教育,护理成为一门独立的学科,护理专业队伍由此逐渐形成,护患关系得以发展。

随着社会的进步与发展,当前护患关系呈现新的发展态势。①护理工作在病人治疗与康复中的作用越来越大,护士的工作不再限于被动地执行医嘱,护患之间也开始向民主化方向发展。②护士的工作范围不断扩大,不但要承担医院内部的护理工作,而且还要承担社区医疗卫生保健、家庭健康咨询、康复保健等社会工作,护患关系进一步走向社会化。③随着社会文明与法制建设的推进,护患关系已不再仅仅依靠道德规范来调节,各国卫生法规对护患双方都规定了相应的行为准则,护患关系逐步走向法制化,成为护患关系文明和进步的标志。

二、护患关系的特征、结构与模式

1. 护患关系的特征

护患关系是由于职业、工作而结成的关系。这是一种特殊的工作关系,具有以下特征:

（1）平等与不对称的统一

护患关系是以实施医学人道主义原则为基础建立起来的平等关系,为此护士应当在护理工作中处处体现对病人的尊重与爱护,人格上平等对待病人,对病人一视同仁。然而由于护士与病人掌握医学信息与知识的不对称,病人相对处于弱势和不利的地位,因此护患双方的专业地位是不对称的,护士处于护患关系的主导地位,护士的行为对护患关系有直接的影响。

（2）亲密与信赖的统一

病人在求医过程中,由于治疗与护理的需要必须暴露一些个人隐私,这就构成了与护士的一种特殊的亲密关系。同时,在社会法制的保障下,护患之间建立了一种信赖关系。

（3）信托与契约的统一

病人的求医行为隐含了对医生护士的信任,在护理过程中,病人把自己的生命健康、隐私等都托付给了护士,护士不可推卸地接受了病人的托付,这就构成了一种信托关系。这种信托关系强调把病人的利益放在首位,并且要求护士与病人双方都要履行自己的权利与义务。当病人在医院挂号就诊,为之付费,就意味着病人承认了医院的规章制度,并接受它;医院也作出了满足病人各项健康需要的承诺,并保障病人的生命健康利益,护士也将为病人尽职尽责。这使得护患关系又具有了契约性质。

（4）关怀与互动的统一

护患关系归根到底是护士对病人的关怀、病人接受护士照护的双向互动关系。护患关系不是护士与与病人简单的相遇，而是双方相互影响、相互作用的关系。护士首先应为病人提供护理服务，帮助病人解除病痛的折磨，满足病人的健康需求，病人应当感受到护士对自己的关怀，认同护士的护理行为，并积极配合与接受护士的护理措施。当然，这种关怀互动关系是否和谐，在一定程度上取决于护患双方的道德水平、文化背景、个人阅历、感情经历、知识积累和价值理念等方面的因素。

2. 护患关系的结构

护患关系可以分为护患技术关系与非技术关系两种结构。护患技术关系是非技术关系的基础，非技术关系是技术关系的保障，两者相互依赖、相互影响、相互作用。

（1）护患技术关系

护患技术关系是以护士拥有相关的护理知识及技术为前提的一种关系，是护患间因诊疗方案、护理措施的制定与实施而产生的关系。这类关系很大程度上体现护患双方的地位。

（2）护患非技术方面的关系

护患非技术性关系是指护患双方由于社会、心理、经济、教育等因素的影响，在实施护理技术过程中形成的道德、利益、法律、文化、价值等多种内容的关系。对护士来说，护患间非技术关系是指在护理过程中的服务态度和服务作风等方面的内容。

3. 护患关系的模式

1976 年，美国学者萨斯（T. Szasz）和荷伦德（M. Hollender）提出了三种医患关系模式，这种模式也同样适用于护患关系。

（1）主动—被动型。这是一种传统的护患关系模式。护士处于主导地位，具有绝对的权威性，不需要与病人交流沟通及听取意见，病人必须无条件服从，一切必须听从护士的处置与安排。这种护患关系如同生活中父母与婴儿的关系，其特征是："护士为病人做什么"，适用于休克昏迷病人、麻醉病人、急性严重创伤、严重精神病病人及婴幼儿等。

（2）指导—合作型。这是护士指导、病人有限度地合作的过渡模式。在这种模式下，护士仍具有相对的主动地位，病人知道疾病的发展，可以向护士提供有关自己疾病的信息，同时也可以提出要求和意见，但护士仍具有权威性，起主导作用。这种护患关系如同生活中父母与青少年的关系，其特征是："护士告诉病人做什么"，适用于清醒的急性病病人、较严重的病人。

（3）共同参与型。这是一种以平等关系为基础的护患关系。护患双方具有大体相同的主动权和决定权，彼此都具有促进健康恢复的共同愿望，双方共同参与护理方案的制订与实施。这种模式认为病人的意见和认识不仅是需要的，而且是有价值的，在护士的指导下病人积极、充分、主动配合并亲自参与到护理活动中。这种护患关系如同生活中父母与成年子女之间的关系，其特征是："护士帮助病人自我康复"，适用于慢性疾病病人、接受心理治疗和康复治疗的病人。

以上三种护患关系模式在特定情况下都是正确的，其中护士的主动性因病人在疾病中的作用而不同。因此这三种模式也是难以截然分开的，选择合适的护患模式要根据病人的病情、环境、医疗技术力量等条件来决定。只要病人能够表达自己的意见，护士就应该注意发挥病人的主观能动性，共同参与到疾病的诊疗护理中来。

三、护患关系与护患沟通的伦理要求

1. 护患关系的伦理要求

生老病死是人身不可避免的经历。从这个意义上说，我们每个人"要么在医院，要么在去医院的路上"。由此看来，护患关系就在每个人的身边。在护患关系中，护士应当积极从自身做起，努力提升自己的职业素质，以适应当前的医疗环境。同时护士与病人都应恪守以下伦理要求。

（1）相互尊重

尊重是护患相处的前提。护士在与病人交往中，必须要尊重病人的人格，尊重病人的权利，一视同仁，不能把病人当作一部坏了的"机器"，对病人直呼床号、病例，不顾病人的感受。病人也应当尊重护士，理解、体谅护士的辛勤劳动，不因年龄与资历而有所不同。

（2）关怀照护

关怀是护患相处的核心。护理主要就是对病人的关怀与照顾。在任何情况下，护士都应当心怀善良、美好的愿望去帮助病人，给予力所能及的关心与照护。护士更要结合工作中的具体情境，关注病人的情感交流与体验，重视病人的需要，与病人建立良好的关系。

（3）不伤害

不伤害是建立和谐护患关系的保证。护士应当保持审慎的态度、周密的思考，一丝不苟，尽可能不伤害或将伤害降到最低。为此，护士还应当积极学习新知识，掌握新技能，不断提高护理水平，以适应护理的发展需要。

（4）维护社会公益

护患双方要正确处理好个人利益与社会公益之间的关系，当二者之间发生矛盾和冲突时，要无条件维护社会公益。

2. 护患沟通的伦理要求

护患沟通是指护士与病人及病人家属之间开展的旨在了解病人实际需求，探明病人心理状况，针对性提供告知、说明和解释服务的联系和交流工作。

在护患相处中，与病人建立有效的沟通交流不仅是建立良好护患关系的前提，也是护理工作顺利开展的基础。因此，护士掌握护患沟通技巧对于建立良好的护患关系，提高护理服务质量具有十分重要的意义。护患沟通过程中具体的伦理要求如下：

（1）要赢得患方的信任

护患沟通的效果取决于病人对护士的信任程度。只有赢得对方的信任，沟通才有良好的基础。这种信任来自于病人对护士的整体评价。病人入院之初第一次见面，护士应保持善良、热情、稳重，从而给病人或家属良好的第一印象；在日常工作中，护士应该以娴熟的业务技能让病人放心、满意；在人际交往中，护士应表现出坦诚、乐于助人和富有同情心。只有这样，病人才会对护士有良好的心理定位，愿意并期待与护士进行沟通。

（2）制定因人而易的沟通方案

护患沟通方案因人而易，沟通前护士应了解病人知识水平、理解能力、性格特征，注重把握时间、地点、病人的心情处境等语言环境，选择对方易于接受的形式进行交流沟通。病人来自四面八方，年龄不同，文化背景有差异，即使是患同样疾病，其对疾病的理解、认识，对护

士的要求和期望往往相差甚远,在护患沟通中要善于对不同病人采用不同的沟通方式。如学历层次较高的病人,对每天病情的演变和医嘱的调整非常敏感,与该类病人沟通时应合理解释疾病相关知识,适当运用术语,以示知情和专业,只有这样才能赢得信任、取得实效;而对缺乏医学常识的病人,在沟通中则应少用术语,通俗易懂、简单明了。

(3)善于捕捉沟通时机

护士要利用与病人接触频繁、在病房时间多的优势,随时观察病人,注意病人的病情演变、生活习性、心理情绪变化等,在察言观色的基础上,抓准机会、打开话题、由浅入深地进行沟通。例如,当护士发现本应采用低盐饮食的病人偏偏喜好吃腌咸菜,及时以此为话题切入,讲述肾病病人的病理机制和保健常识,顺势引导。另外,注重发现病人亲属中对病人"说话管用"的人物,利用对方来院探视的机会,及时与病人亲属做"沟通",再继而影响病人,这种迂回、协同方式也有奇效。

(4)不失时机地正面引导

沟通目的不仅在于让病人说出自己的情况和想法,还要不失时机地开展正面引导。要针对病人的认识误区进行解释与说明,对疾病转归的相关知识作简要介绍,对就诊过程的注意事项和尽快恢复健康的注意事项进行必要指导。

第三节　护际关系伦理

在护理关系中,护际关系是一种容易被忽视,但却非常重要的人际关系。

一、护士角色与护际关系

1. 护士角色

角色是指一个人在集体中依其地位所承担的责任和所表现的行为。随着整体护理观念的实施,护士的角色也形成多元化。具体表现为:提供护理的帮助者、照顾者、安慰者;针对病人健康问题的护理决策者与计划者;病人权益的适时维护者;健康教育的教师与咨询者;护理科研的实施者等。

作为一名护士,应该全面认识、准确定位自己的角色,认真履行自己的职责,使自己的言谈举止符合角色要求,与同行之间做好分工合作,建立积极的护际关系。

2. 护际关系

护际关系是指护士与护士之间的相互关系,是护士职业环境中一种重要的社会关系。护士群体是由不同年龄、不同学历、不同职称、不同性格的人群组成,彼此间具有复杂的人际关系。

护际关系可以归纳为三类关系:上下级护际关系、同级护际关系、教学护际关系。上下级护际关系包含两种存在形式:①存在于护理副院长、护理部主任、护士长与护士之间的领导与被领导的行政隶属关系;②基于主任护师、副主任护师、护师、护士、护理员这一职称等级体系而存在的护际关系。同级护际关系是指同一级别的护士之间的协作关系。整体护理需要护士分工协作,发挥系统的整体功能。除此之外,护理工作同时也是一个教与学的过程,存在教学护际关系。这种教学护际关系不仅存在于带教护士与实习护士之间,也存在于各个正式的护士之间。

对于病人来说,从进入医院开始,其接受的护理服务也是连续的,需要多名护士的相互协作。医院整体护理水平的提高不仅依赖于护士良好的专业素质,更有赖于护士之间的团队合作和整体功能的发挥。因此,良好的护际关系是维护护士身心健康,促进护理程序的有效实施和改善护理服务质量的前提与基础。

二、护际关系的影响因素

1. 专业精神

护理专业精神主要反映了护士在职业道德方面的水准和要求。护理专业精神是指作为护理专业所应特别具有的特质,即坚持以病人利益为首位,包括热爱护理专业,致力于提高护理专业知识技能,对病人尽职尽责,尊重病人权利,公正对待病人,不断提高自身职业素养,认真承担护士的各种角色等。如果护士缺乏专业精神,工作不敬业,敷衍了事,以自我为中心,就极易在工作的合作过程中引发矛盾冲突,不能够团结协作,密切配合。如果作为年轻护士或实习护士,不认真学习,懒散冷漠,自以为是,不懂装懂,不尊重带教老师,就容易造成差错事故,使带教老师心生不满;而作为带教老师,如果对年轻护士和实习护士在工作中的缺点错误批评指责过多,不能耐心帮助,积极传授自己的经验、知识和技能,也会使对方产生对抗情绪和逆反心理,导致双方关系紧张。

2. 护理管理

在护理管理中,护理管理者与护士之间是领导者与被领导者的关系。护理管理者要求护士有较强的工作能力,能胜任护理工作;能服从管理,支持自己的工作;能协调好各方面关系,全身心地投入护理工作。作为护理工作的具体实施者,护士希望管理者在严格要求自己的同时,以身作则;希望管理者有较强的业务能力与管理能力,能在各方面给予自己指导与帮助;能公平公正地对待每一名护士,关心护士的需求。护理管理者和护士的出发点、需求、关注点不尽相同,如果处理不当,分工不明确,极易产生矛盾,影响护际关系。

3. 身体素质

护理工作紧张而又繁忙,作息班次有时缺乏规律,需要护士有较强的身体素质才能胜任。身体素质不佳,工作时注意力不集中,不仅影响护理服务质量,也容易影响团队配合。在人手紧张的情况下长期请病假,也容易引发科室护士长和其他护士的不满。

4. 心理个性特征

护士的心理个性特征也是护际关系的影响因素之一。护士之间的矛盾可表现在工作上的互不服气、互相嫉妒等心理。工作能力强的瞧不起工作能力差的,工作能力差的又妒嫉工作能力强的,再加上青年人一般个性强,往往为一些小事发生争吵,不但妨碍个人进步,还会损害护士集体的团结,影响彼此间和睦相处。

三、护际关系的伦理要求

1. 相互学习,彼此尊重

护士之间的关系是同行和同事的关系,护理工作具有工作目的同一、工作协调要求高、业务竞争强的特点,因此彼此之间应当互相尊重、相互学习。作为护士长,应该严于律己,以身作则，一视同仁，耐心热情，对待下级多用非权力因素，公正民主，以情感人；作为普通护士，也要体谅护士长工作的艰辛，尊重领导，服从管理。另外，年长护士与年轻护士之间要互相帮助，互相爱护，教学互长。年轻护士要虚心向老护士请教，年长护士要帮助年轻护士掌握正确的方法和技术，在护理实践中认真地传、帮、带。同级护士之间，也应互相交流，互相帮助，这样才能促进建立和谐的护理人际关系，共同提高护理服务质量。

2. 真诚相待，团结协作

护士应该遵循分工合作、相互支持的原则，真诚相待，才能完成广泛而繁重的护理工作。有些护理工作虽非自己分内的事，但其他岗位的护士出现困难也应主动协助，发现问题，及时提醒补救，不要一味强调分工，应多替别人着想，为他人创造方便，形成和谐向上的工作氛围。不同级别的护士在自己的职权范围内工作，各就其位，各司其职，积极配合，互相帮助，使护理工作形成一个协调有序的整体，保证护理工作井然有序地进行。

3. 积极沟通，病人至上

在同行间的相互合作中，个人处于不同的工作情境中，从自身的角度和立场出发，难免会遇到矛盾和冲突。当发生问题时，应当首先冷静下来自我分析：是不是只考虑了自己的立场而忽视了对方？还是误会了对方的意思？然后以解决冲突的诚恳态度进行沟通，并应以病人利益为第一，以最快的速度解决。一时解决不了的，也应由护士长或年长护士出面积极协调，以宽容的心态暂时搁置，待病人的问题处理完毕再深入讨论解决。在病人面前维护好护士的良好形象，是优质护理与良好护患关系的保证。

第四节　护士与其他医务人员的关系伦理

2011 年 3 月，国务院学位办颁布了新的学科目录设置，其中护理学从临床医学二级学科中分化出来，成为一级学科，与中医学、中药学、中西医结合、临床医学等一级学科平行，为护理学科的发展提供了更大的发展空间，对护士的职责也提出了进一步的要求。当护士按照护理程序为病人提供护理服务时，需要与其他医务人员协作与配合。因此，护士必须与其他医务人员保持良好的合作关系，才能最佳地发挥自己的角色功能。

一、医护关系伦理要求

护士与医生的关系简称医护关系。护士与医生是医疗卫生保健事业中比例最大的两支主要力量，也是在工作中接触最紧密的伙伴。随着现代医学的发展和医学模式的转变，护理作为一个独立的学科和完整的体系，由单纯执行医嘱的疾病护理发展到以人的健康为中心的整体护理，医护之间越来越成为一种"并列—互补型"关系。医护工作目标相同，但分工不同，各有主次。医生是医疗诊治方面的主导，护士根据病情和医生的诊治方案，从病人的整体需要出发，制定完整的护理方案，其中既包括医护协作性工作，也包括护士的独立工作，如心理护理、生活护理、环境护理、饮食护理、健康教育等，这是医疗工作不可替代的。因此医疗护理相对独立，相互依存。同时，两者又能相互制约，相互弥补。

1. 加强沟通,明晰职责

护士应主动介绍和宣传护理的专业特点,以便得到医生的理解和支持。特别随着整体护理的深入推进,在日常工作交往中,护士应随时和医生进行沟通,介绍整体护理的特征、内容和具体方法,及时明确自己的工作职责,避免在工作中产生误会与矛盾。

2. 互尊互学,相互信赖

护士与医生要相互尊重,以诚相待,在各自制定计划和实施措施时应多考虑对方,积极为对方排忧解难,共同为病人健康负责。护士在工作中要遵从医嘱,又不可盲从医嘱,要根据病人的具体情况实施护理计划,在危急时刻要及时进行必要处理或采取急救措施。因此护士不仅要掌握本专业的理论知识和技能,还要虚心向医生求教,从更深的理论角度把握疾病的诊疗过程,更好地制定护理计划。作为医生,应了解护理的进展情况,积极从护士那里获得详细而具体的病情资料,为制定诊疗计划作出必要的补充。只有医疗护理相互渗透,相互帮助,相互启迪,医学科学才能不断发展,病人的健康才有积极有益的保障。

3. 理解合作,病人至上

护士和医生是密切的工作伙伴,需要了解彼此的专业特点,积极配合,互相支持,改善关系。但在工作中,护士和医生对于护理与治疗常常会出现不同的看法和观点,发生争议事件。此时,护士要冷静对待,分析原因,积极沟通,妥善处理。善于自我调适,努力协调关系,避免盲目冲动,不要在病人面前与医生争论不休,也不要在病人面前议论医生的是非长短。护士应从病人利益出发,积极主动地与医生进行讨论交流,完善医疗和护理方案,主动配合医生的工作,共同出色地完成工作。在医疗护理行为中,应始终把病人的利益放在首位,对于任何有损于病人利益的行为,要敢于质疑与抵制。

二、护士与医技人员关系的伦理要求

护士与医学技术人员之间的关系简称护技关系。在现代医院中,伴随着大量辅助医疗手段和新技术的开发应用,医院设置了越来越多的医技科室,比如检验科、影像科、B超室、心电图室、脑电图室等,医技人员已成为医疗服务队伍中一支不可忽视的重要力量。护士与医技科室人员之间也是相互平等、密切配合、协调一致的关系。

1. 相互尊重,以诚相待

护士与医技人员在工作中的关系是十分密切的,应当互敬互尊,以诚相待。如果在交往中发生分歧和矛盾,护士要理解对方的心态,耐心做好解释,互相体谅,少些埋怨。不管出现何种问题,首先要从自己的工作中寻找漏洞,同时通报情况,分析原因,找出协调解决问题的办法。相互指责不仅不能解决问题,还会因未采取措施及时补漏而延误病人病情,使病人生命健康受到威胁,这是应当尽力避免的。

2. 团结协作,病人至上

护士与医技人员在工作中会频繁接触,如送检标本、核对检查结果、协助病人做特殊检查、领取病人相关药品等,需要和医技科室的人员发生联系。护士必须了解各医技科室的工作特点和规律,医技科室也必须为诊疗护理提供及时准确的数据。所以在工作过程中,双方应遵循相互支持、相互配合、团结协作的原则,为救治病人尽心尽力,才能保证医疗护理质量,才能避免医疗差错和事故,促使病人尽早恢复健康。

三、护士与医院行政、后勤人员关系的伦理要求

医院的行政部门主要负责医院的日常运行管理。医院的后勤工作是对医院各项工作和生活进行物质性保障,包括对医疗、科研及教学设备和设施完善的保障,各类物质保障,环境净化、建筑用房的保障等。护士要协调好与行政管理人员、后勤人员的关系,把医疗护理任务放在首位,把病人利益放在首位。

1. 相互理解,相互支持

医生、护士与行政后勤人员在整体医疗、护理活动中起着同等的作用,享有平等的社会地位。护士不仅接受医院上级的管理和领导,接受后勤部门的服务和保障,而且能直接听取到病人对医院管理和后勤服务方面的意见。因此护士应该理解、支持医院行政后勤人员的工作,树立全局观念,以集体为重,理解行政后勤人员工作的不易,尊重对方的劳动,自觉接受管理,支持他们的合理决策;行政后勤人员也要尊重护士,维护护士的正当权益,并通过护士切实了解临床第一线的真实情况,了解病人的需求,切实解决实际问题。

2. 积极协作,服务病人

在当今整个医疗护理过程中,从诊断、治疗到护理、保健服务等工作都需要医生、护士、医技人员、行政后勤人员之间的精诚合作。每一个群体都要发挥工作热情与主动性,积极为病人服务。护士要充分认识到行政、后勤工作的重要地位,遵守医院规章制度,主动参与医院民主管理,遇到问题及时与行政后勤部门联系、协商。行政后勤人员也应当树立为医疗护理第一线服务的思想,重视护士反映的问题,积极寻找对策,努力解决困难,共同为病人提供优质的服务。

第五节 护士与社会公共关系伦理

随着医学模式和健康观念的转变,护理工作的范围已扩展到社区乃至全社会。护理工作已经关系到全民健康和社会人群的生命质量。

一、护士的社会地位与责任

1. 护士的社会地位

人是社会的主体,而每一个人都是有着生理、心理、社会及精神属性的存在。在每一个个体的生命历程中,生老病死始终是永恒的规律,任何个体都永远在健康与疾病之间徘徊,渴望获得帮助和解脱。护士就是在这种渴望中产生并存在的。护理事业是一项平凡而又崇高的事业,关系着千百万人的健康和千家万户的幸福。护士被称为"白衣天使"、"生命的守护神",这从根本上反映了护士在社会中的重要地位。护士在社会发展的进程中,通过防病治病的具体工作,在提高生产力水平、促进科技进步、提升精神文明素质等方面都起到了不可忽视的重要作用。

在现代社会,社会对护士的要求越来越高,技术难度也越来越大,护士的社会地位也日益提高。《中华人民共和国护士法》对护士的社会地位进行了如下规定:护士人格尊严、人身

安全不受侵犯;护士依法履行职责,受法律保护,全社会应当尊重护士。

从当前看来,护士的社会地位仍需得到社会的进一步认同。护理界应打破传统观念的影响,加大宣传力度,使更多的人认识到护理工作的内容与意义,加强护理专业建设,提高学历层次,改善护理服务,积极维护护士的职业形象。此外,国家应该进一步制定相关的法律和政策,合理规定护士的权利和义务,改善护士的薪酬待遇,在法律上保障护士的工作环境,加强护士队伍建设,促进护理事业健康发展。

2. 护士的社会责任

社会责任是指某种社会位置或身份的人所必须承担的义务,即应当要完成的事。在我国医疗卫生系统中,护士是接触病人频率最高、为病人服务时间最长的群体,承担着多种重要的社会责任。救死扶伤,防病治病,全心全意为人民身心健康服务是护士的基本职责。2005 年国际护士会修订的《护理伦理纲领》中明确规定了护士的责任为:促进健康、预防疾病、维护健康、减少痛苦。世界卫生组织 2000 年在《护理工作范畴的报告》中对护士的社会责任作了具体说明:

(1)照顾病人

护士应当为病人提供帮助,使病人尽快恢复。在照顾病人时,护士应当协助病人执行病人自己无法完成的活动,同时还应当帮助病人和家属克服压力和解除心理焦虑。

(2)协助治疗

护士应当根据医嘱并协助医生执行病人的诊疗计划,同时还应对病人的病情和对治疗的反应进行观察,并及时与医生沟通。

(3)健康指导

护士应当给予病人健康指导,包括教育病人采取健康的生活方式以预防疾病和并发症,进行饮食指导、康复指导等。

(4)协调联络

护士应当与医生、医技人员等联络沟通,讨论有关病人的治疗、护理等问题。护理是对病人 24 小时连续性的服务,护士是协调与病人有关的一切医疗活动的联络者。

此外,随着社会的发展和人们观念的改变,护理对象已不仅仅是身患疾病、寻求治疗的病人,而且还包括社区的健康人群。护理的服务对象在不断扩大,不仅要负责病人群体的治疗和康复,而且要维护健康人群的健康状态。护士要走出医院,深入社区和家庭,积极开展集预防、治疗、保健、康复四位一体的护理服务活动,护理工作与社会公共利益的关系将更加密切,护士的社会责任也日益重大。

二、护理服务社会化与伦理要求

护士担负的众多社会角色说明了护理活动是一项社会性的活动,护理服务社会化已逐步成为趋势,社区护理、公共卫生护理逐渐成为现实。护士担负着全社会的保健与护理工作,应履行更大的社会责任。

1. 工作对象具有群体性

护理服务社会化带来的挑战是服务对象不仅是病人个体,而是社区内的个体、家庭、团体,是健康及亚健康的社会人群。男女老少、各行各业,从生活到生产,从城市到农村,从生活环境到生活习惯,都将是护理工作关注的焦点,护理工作计划的制定也要以群体为单位。

2. 工作内容具有综合性

护理服务社会化的过程将涉及多个学科和领域,需要得到国家、政府及社会的支持。护理工作不仅要关注人群的生理健康,而且要关注心理、社会和环境因素;不仅要负责有病人群的治疗康复,而且做好健康人群的预防保健工作;不仅要对病人做好健康指导,而且要通过宣传教育提高全社会的保健意识。

3. 工作方式具有主动性

护理服务社会化决定了护理工作范围进一步扩大,对护士主动、独立处理问题的能力要求增加。护士要有主动服务的意识,要深入基层,积极收集服务对象的健康材料,开展健康宣教和咨询,并协调好与社区居民、与政府部门、与医疗单位等关系,做好多层面工作。在此过程中,护士的主动性是高质量护理工作的重要保障。

4. 工作效益具有滞后性

护理服务社会化的工作往往要经过数周、数月甚至数十年的努力,才能取得明显的社会效益,而非临床护理那样在短时间内就可看到明显效果。因而公共卫生护理工作常常难以得到人们的理解和支持,也不容易得到政府和社会的重视,这无形中增加了公共卫生护理的难度。

可见,在护理服务的社会化过程中,许多工作都要靠护士的独立自觉来完成,这对护士提出了更高的伦理要求。特别是在社会主义市场经济快速发展的今天,着力培养护士自身的伦理修养,避免过度追求经济效益,坚持病人利益和社会责任至上,对于更好地推进护理服务社会化,提高全社会的健康水平具有重要意义。

三、护士在社会公共服务中的伦理要求

1. 爱岗敬业,勤勉尽责

护士向个人、家庭和社区提供健康服务,专业性强,服务范围广,劳动强度大,如果缺乏对护理工作的事业心和护理岗位的真诚热爱,就无法将工作做到位。作为一名护士,首先应当培养爱岗敬业的精神,热爱护理专业,刻苦钻研业务,认真对待履行护理岗位职责,提高护理技能。一切以病人利益为重,对自己的工作对象尽职尽责,勤勉不懈。如果护士缺乏高度负责的意识,玩忽职守,就会给广大人民的健康带来危害。

2. 保护隐私,坚持公益

人们的健康需求是多种多样的,护士应当尊重每一位服务对象,文明礼貌,热心服务,满足病人的各种合理要求。在服务过程中,护士有可能接触到居民及家庭等一些人群的隐私,如家族史、既往史、身体缺陷、精神障碍、生育情况、家庭纠纷等信息,应给予保护,不随意泄露。同时,护士更应坚持公益原则,保护和改善社会人群的身心健康与社会活动能力。不能为了追求个人利益,放弃社会公众利益,应以提高广大人民群众的健康为应尽的责任。

3. 诚信慎独,追求公正

护理工作具体、繁重,需要细致耐心和一丝不苟的操作,并且很多时候是个体独立承担,这就要求护士具有"慎独"精神。"慎独"是道德修养的一种较高境界,是指在没有外界监督的情况下,仍能坚持道德信念,遵守道德原则和规范,保持高尚的情操。护理质量的优劣与此有比较密切的关系。护士应不断加强自身修养,保持正直诚信的品格,积极调整、评价自己的行为,一切以病人的身心健康和社会利益为重,兼顾居民、家庭、医疗单位及社会各方利

益,使得多方利益协调发展,各种利益问题得以公正解决,成为社会和病人满意放心的"白衣天使"。

(周　煜)

思考与练习

【思考题】

1. 护士如何让病人真正行使自己的权利?

2. 为什么护患关系是首要和最重要的护理人际关系?如何加强护患关系?

3. 如何正确处理护际关系中的冲突?需要注意哪些问题?

【案例讨论】

某日,一名男性患者因舌下腺囊肿手术,术中出现大出血,紧急转入医院,入院时血压很低,已休克,立即进行了急诊手术。当时已知重症病房无空床,整个病区仅三人间女病房有一张空床。手术结束后,病区当班护士必须立即作出决定,安置好这位重症男病人。

请问:

1. 如果你是当班护士,你该如何安置?为什么?

2. 如果不得不将男病人安置在这间女病房,护士应如何做好沟通?

第七章　临床护理实践中的伦理问题

【学习目标】

识记　1. 基础护理、心理护理、健康教育的伦理要求

　　　2. 护理管理的伦理价值与伦理要求

理解　1. 临床护理实践中常见护理类型的特点与伦理意义

　　　2. 护理管理的伦理属性

　　　3. 各类脆弱人群的护理伦理问题与伦理要求

应用　结合具体案例分析各护理阶段的伦理问题,并且按照伦理要求进行护理

第一节　基础护理伦理

一、基础护理的含义、特点与伦理意义

1. 基础护理的含义

基础护理是护理工作的重要组成部分,指护士运用护理基本理论和技能,满足护理对象生理、心理及社会各方面的健康需求。基础护理包括基础生活护理、基本诊疗护理、护理资料收集和社会支持性服务。它是以病人为中心,营造适合于病人减轻病痛、恢复健康、促进康复的物理、心理环境和社会环境,满足不同疾病、不同情景下病人在生理、心理、社会等层面现存的和潜在的健康需求,发展病人的自我护理能力,协助其达到健康的最佳状态。

2. 基础护理的特点

(1) 常规性

基础护理是临床护理实践中最基本的职业活动,它解决不同科别的各种类型病人在治疗过程中需要解决的共同问题,即为病人营造安全、舒适的治疗环境,开展基础日常生活护理,根据医嘱实施治疗,并不同程度地实施心理护理等,因此基础护理具有常规性。

(2) 连续性

病人的病情可能随时变化,这就决定了基础护理工作需要昼夜 24 小时连续进行。护士通过对病人连续观察和了解,掌握病人的病情及心理的动态变化,从而有针对性地采取护理

措施,向医生提供相关的医疗信息,以便对病人作出及时的处理与抢救。

（3）科学性

基础护理工作既平凡、琐碎,又以医学科学的理论基础为依据,在工作中护士必须运用所学的医学理论知识精心护理病人,向病人和家属讲解科学的疾病相关知识,使病人能够客观、理性对待自身疾病,护患共同促进健康的发展。

（4）整体协调性

基础护理是整体医疗工作的一部分,护士在为病人提供良好的医疗、护理环境的同时,还承担着为基本治疗工作提供必要物质条件和技术支持的任务。在基础护理工作中,医、护、患是一个整体,护士必须有整体观并担负起协调的责任,才能提高工作效率,为病人提供优质、完善的服务。

3. 基础护理的伦理意义

基础护理是各专科护理的基础,在护理工作中发挥着举足轻重的作用,是评价护理工作质量的重要指标。而护理工作质量的评价,除了与护士的专业知识和基本技能密切相关外,还与护士的伦理道德密不可分。基础护理伦理是护士在护理工作中应遵循的职业规范和道德准则,它贯穿于基础护理工作的全过程。

二、基础护理的伦理要求

1. 爱心奉献

护理专业自诞生起,就以崇高的专业理念和专业精神及对人类健康事业所作出的卓越贡献赢得了社会的尊敬和支持。基础护理在临床护理中内容庞杂,责任重大,它具有平凡、琐碎的特性,由于执行者众多,服务面广,对病人的细致观察、体贴关怀及心理护理,都难以用量化标准来评判,对护士的要求不仅仅在技术层面上。基础护理要求护士对专业的热爱与忠诚、对病人真挚的情感,理解平凡与平庸的关系,不论在什么情境下,都能够以高度的职业责任感、无私的奉献精神和坚定的职业信念,尊重生命,尊重科学,坚守自身的职责,运用护理基础理论与基础知识、基础技能全心全意为护理对象的健康服务,促使个体达到身体、心理、社会的和谐一致。

2. 严谨慎独

基础护理的首要任务就是保障病人的生命安全,努力营造舒适的环境,做好安全防护,使病人身心不受到任何伤害。护士应运用专业知识及技巧,准确收集病人的资料,通过细致入微的观察,及时发现病人的病情变化,判断问题的轻重缓急并及时处理。护理实践中,必须严格按照操作规程规范操作,做到严格查对,严谨、审慎地对待每一项护理工作。一切草率行事、不遵守操作规程的行为都是缺乏伦理责任的表现,是造成护理事故的直接根源。另外,护士应具有慎独精神。护士的工作往往是在没有任何人监督的情况下进行的,最能体现一个人的素质和道德水平。慎独不仅是护理职业道德修养的体现,也是护理职业道德修养的目标和标准,是护士必须具备的一种美德。护理质量的好坏,除了取决于护士的技术水平外,更重要的是职业伦理精神。

3. 钻研业务

基础护理是科学和艺术的结晶,它的理论与技能是遵循科学、创新发展和不断更新的;它的执行是具有共性要求、满足个性化需要和追求完善艺术的。要求行为者在专业理论技术和操作规范指导下，不断学习钻研，创新进取，精益求精，依照病人的病情和个性特点，将科学理论、技能技巧、想象力、创造力完美结合，升华服务质量。

4. 互助合作

基础护理的特性决定了护士与医院内部多部门、多职能、多岗位发生关联；与不同年龄、不同阶级、不同经济状况、不同文化背景、不同健康问题的病人发生关联，尤其与医生之间的合作关系十分密切。在基础护理工作中，护士与病人及病人家属接触频繁，要求其遵循协作原则，互尊互助，团结合作，配合默契，谨言慎行，注重团队整体形象，维护病人正当利益，加强信息交流，作出正确决断。

（顾艳莊）

第二节　心理护理伦理

一、心理护理的含义、特点与伦理意义

1. 心理护理的含义

心理护理是以心理学的理论为指导，以良好的人际关系为基础，运用心理学的方法，通过语言和非语言的沟通，改变护理对象不良的心理状态和行为，促进康复或保持健康的护理过程。

2. 心理护理的特点

（1）心理护理的随时性

病人生病、就医、住院治疗的过程中，心理变化会有一定的规律。一个健康人转入病人角色后，心理活动中的认知、情感、意志、性格等方面都会产生某种变化，进而又产生了心理需要。掌握了这个规律就可以使心理护理贯穿于各项日常护理工作中，随时随地对病人实施心理护理。

（2）心理护理的多样性

心理护理的多样性包括信息方式的多样性和病人心理护理的个体化。护士进行心理护理可以通过言语、表情、行为、态度等各种方式来传递信息。病人由于性别、年龄、病种、病情不同，以及文化背景、社会经历、职业地位等因素，出现的心理问题和心理需求也是不同的，对每一个病人都需要作具体分析，细致护理。

（3）心理护理的严格性

心理护理集科学性、艺术性于一体，是有规律可循的。心理护理要求护士不仅具有较扎实的护理学基本理论和心理学知识，还需要伦理学、教育学、社会学、美学、管理学、行为科学等人文科学和社会科学知识；更需要护士在实践中不断探索、总结如何应用这些理论和人际交往的艺术。

3. 心理护理的伦理意义

心理护理在整体护理中具有重要的地位。随着医学模式的转变，人们越来越认识到心理因素与疾病的关系。现代医学科学证明，心理致病是通过人的中枢神经、内分泌、免疫等

系统作为中介起作用的。不良心理刺激影响中枢神经系统,使内分泌系统紊乱,并降低免疫系统的作用,从而引起心身疾病;而愉快的心理状态也可以使各系统得到有益的调整,提高健康水平。心理护理的根本任务在于根据病人的心理活动的发生、发展与变化,探索病人的心理活动规律,以最佳的心理护理措施来影响病人心理活动,使之有利于疾病的康复。因此,心理护理在病人治疗与康复中必不可少,其有利于调动病人的主观能动性,有利于避免不良刺激,有利于医学模式的转变。

二、心理护理的伦理要求

1. 平等尊重

马斯洛的需要层次论认为人的需要由低到高分别为生理、安全、爱与归属、尊重、自我实现五个层次。护士在为病人进行心理护理时,要尊重个体,平等待人,诚实守信,一视同仁,要切实履行无损于病人身心健康,不违背病人主观意愿,不泄露病人个人隐私的伦理要求,获得病人及亲友的信赖,让病人体验到爱与归属感,满足病人尊重的需要。

2. 有效沟通

护士在心理护理工作中,要加强人文修养,理解接纳病人的文化与价值观,采用文明规范、解释安慰、疏导提议等治疗性语言与其进行有效沟通,正确描述、及时传递与其健康和康复有关的信息,运用非语言信息系统向病人准确地传情达意,主动与之建立和谐融洽的护患关系,重视病人、家属、亲友及社会关系对其心理健康的影响。

3. 宽容体贴

护士在心理护理工作中,应关心护理对象,善解人意,体贴入微,细致观察,宽容悦纳,鼓励病人表达不同意见和心中所想,不为一时一事所激惹,不为不良情绪所困扰,及早发现病人心理问题与心理动态,建立与自身角色相适应的行为规范。

4. 自我提高

护士在心理护理工作中,要通过学习和掌握心理护理与技能,在专业训练与引导下,具备正确的认知能力,健全的人格品质,良好的情绪调节与自控能力;要培养自身的人际交往能力,忠于职守,乐于奉献,具有高度的责任感、广博的爱心、坦诚宽厚的情操、顽强的意志、开朗的性格、敏锐的观察力与果敢的决断力;要努力使自身人格与护士角色人格相匹配,自身行为模式与护士职业要求相一致,自我完善,推己及人,成为病人信赖的健康卫士。

（顾艳荭）

第三节 健康教育伦理

一、健康教育的含义、特点与伦理意义

1. 健康教育的含义

健康教育是通过有计划、有组织、有系统的社会和教育活动,促使人们自愿地改变不良的健康行为,消除或减轻影响健康的危险因素,达到预防疾病、促进健康和提高生活质量目

的的活动过程,它是增进人类健康的方式之一。作为医疗服务的组成部分,医院健康教育贯穿于三级预防全程,是提高病人和社区群众健康意识和自我保健能力、改善从医行为和提高医疗质量的重要手段。

2. 健康教育的特点

健康教育的核心是促使个体或群体改变不健康的行为和生活方式,从而使健康状况得到提高。健康教育并不是简单的卫生知识宣传,它必须有计划、有组织、有系统地开展教育,才能达到促进健康的目的。由此可见,健康教育不同于其他教育,其实质是一个干预过程,是健康信息在教育者和受教育者之间进行传递和交流的过程。同时,健康教育需要提供物质的、社会的、经济的、环境的支持,提供积极的卫生政策和可获得的卫生服务。因此,健康教育不仅是教育活动也是社会活动。健康教育的最终目的是增进人们的健康,使个人和集体为实现健康目标而奋斗;提高或维护生活质量;预防非正常死亡、疾病和残疾;改善人际关系,增强民众的自我保健能力。

3. 健康教育的伦理意义

(1)健康教育是现代医学发展的必然趋势

随着医学模式的转变,医疗服务功能不断拓展,防治结合的综合服务已成为医疗服务的工作重点,医护人员在为病人进行诊疗的同时,也需结合疾病向病人及其家属传播预防、护理、康复、保健等方面的卫生知识,使病人正确对待疾病,减轻心理负担,调动主观能动性自觉地配合医疗和护理工作,减少可能出现的并发症和避免疾病复发,提高生活质量。以"健康为中心"的医学观念的确立,促使我国现行的医疗服务模式发生着深刻的变化,健康教育在这一系列变革中起到了促进和先导作用。

(2)健康教育有利于建立和谐的护患关系

良好的护患关系是健康教育的基础,而健康教育亦能改善护患关系,减少护患纠纷。护士在健康教育过程中消除医患信息不对称现象,更多关注病人的感受和需求,与病人建立一种密切的合作关系,既可以解除病人心理负担,又可以增加与病人接触的机会,促进相互之间的了解,拉近护患之间的情感距离,提高病人对护士的信任度和满意度,从而营造一个有利于病人身心康复的治疗环境,降低护患纠纷的发生率。

二、健康教育的伦理要求

1. 加强沟通技巧学习

护士要掌握交流技巧,善于倾听、善于交谈、善于利用非语言沟通配合语言沟通,提高与病人沟通的技巧。护士在进行健康教育时,注意应用通俗易懂的大众化语言,注意语速、语调,注意目光和手势的配合,根据病人的年龄、性别、职业、文化程度、经济条件、性格特点、家庭情况等具体情况,选择恰当的教育方式、方法,以取得事半功倍的效果。避免要求对方即时接受的事实,避免使用易刺激对方情绪的语言和语气,避免使用对方不易听懂的专业术语,避免改变和压抑对方情绪;采用预防为主的针对性沟通、交换沟通、集体沟通、书面沟通、协调统一沟通等方式进行交流。

2. 提高人文素养

护士要加强学习,不断汲取新知识,调整知识结构,使自己的文化积淀更加深厚,更好地适应健康教育工作的需要。护士还应参加各种形式的继续教育,提高人文道德的素养和健康教育的能力与技能,真正了解健康教育的必要性,适应新模式下护士角色多元化的要求。

3. 提高健康教育效果

护士要根据病人的病情选择合适的时间给予健康教育。例如肺气肿病人,来时胸闷、气喘难受,只想及时治疗解除痛苦,护士应等病人病情缓解时,再做健康教育;肿瘤病人最初确诊肿瘤时,病人首先表现的是否认、愤怒,护士若此时进行健康教育,病人根本听不进去,待病人进入接受期,再进行健康教育效果会更好;在紧急情况下护士要掌握放松病人情绪的方法,当病人病情得到有效控制、心情放松时,分阶段对病人实施详细的健康教育,如果病人情况不稳但必须及时告知的内容应尽量简洁,明确要点即可。

(顾艳莛)

第四节　护理管理伦理

护理管理是现代医院管理的重要组成部分,其成效直接影响到整个医院的护理质量和工作效率。护理管理伦理是以护理管理中的道德现象为研究对象,从理论上揭示和论证管理道德及解释道德现象,研究护理管理活动中如何应用伦理理论与原则,能动地、创造性地去开展护理管理实践的学问。护理管理伦理的任务是协调护理系统内部与外部,以及护士的利益关系,辨别善恶、弘扬真善,同时回答护理管理中"应当"怎样,以及违背"应当"与"不应当"的后果。

一、护理管理中伦理思想的形成与伦理属性

1. 管理伦理思想的形成

管理伦理思想从人类的管理活动产生之日起就萌芽了,但真正使全社会关注管理与伦理之间的关系,并将其放在"管理伦理"的名称下加以专门研究,则主要是最近二三十年的事。20世纪70年代起在美国,80年代起在欧洲,管理伦理成为一个热门话题,并迅速发展成为一门学科。自从19世纪南丁格尔创立真正意义上的护理学科以来,护理管理模式经历了由经验管理向科学管理的转变,而无论护理管理模式如何变化,其管理活动都离不开管理的基本特点与理论的指导,因此,管理伦理思想同样适用于护理管理过程。

2. 护理管理的伦理属性

世界卫生组织(WHO)对护理管理的定义是:"护理管理是为了提高人们的健康水平,系统地利用护士的潜在能力和有关的其他人员或设备、环境,以及社会活动的过程。"而伦理本质上是人类对自我的一种内在管理活动。因此护理管理不应停留在传统的疾病、组织、护理技术方面,而应着重研究反映现代护理的人文价值,建构护理组织系统的价值模式和充分挖掘护理人力资源潜能,充分认识到伦理的有效支撑作用,体现伦理在护理管理过程中的应有价值,从而使管理效能最大化。

(1)管理活动本身具有伦理性质。一方面伦理是管理得以存在的价值根据。管理作为一种社会活动,就需要考察它如何体现人的价值和给人带来了何种价值,是否体现人的价值追求。另一方面伦理是管理活动本身内在的要求。管理作为一种对社会资源(包括人力资

源、物质资源、财力资源、精神资源和信息资源等)的有效配制方式,表面上看来是一种纯粹的经济性质的活动,其实有着明显的伦理性质。管理活动中如何对待人本质上就是一个伦理问题,而不是一个经济问题。管理活动中任何一种契约都内在地包含着某种伦理原则,都是权利和义务的统一。这些伦理原则是人们在长期的管理实践中形成并确立起来的,它标志着人们对交往活动及人与人之间关系的自觉遵守,是人们自由意志的体现。

(2)护理管理同样具有显著的伦理属性。一方面在病人的管理与护士的管理过程中护理管理的伦理属性能够有效地促进护理人力资源的最佳整合,提高管理效益,实现管理目的,推动护理管理组织的持续发展;另一方面护理管理的伦理属性具有积极的人本价值,能够促进护理管理活动中护理管理者与护士的完善与发展。

二、护理管理中的伦理价值

护理管理过程中伦理价值作用主要体现在以下几个方面:

1. 护士的自我管理

护士的伦理价值首先表现在护士的自我内在管理,即护士的自我行为的限制和规范。这种自我内在管理是出于护士内心道德情感和道德信念,在范围和深度上具有规章制度不及的优势,其作用范围也更为广泛。护士通过自我管理协调个人与同事、个人与组织、个人与社会的利益冲突,并最终达到统一,为护理制度管理打下坚实的伦理基础。

2. 伦理的调节价值

伦理的调节价值就是指伦理具有把组织凝结、聚合为一个整体,增强组织的凝聚力、向心力的作用,也就是伦理的整合作用的发挥。伦理对于护理管理的调节价值主要表现在规范护理管理行为,调整护理管理活动。其调节作用是通过伦理原则与伦理规范来加以间接调控,对护理管理行为加以规范,保证护理管理的良好秩序。由伦理自发形成的道德情感可能通过护士之间的传递和感染,在潜移默化中建立互相帮助、团结平等、和谐友好的人际关系,改善护士之间、护士与护理管理组织及医院与社会的相互关系。共同的伦理规范和价值观念又使护理群体的思想情感和行为相互一致,形成强大的向心力,使各种护理管理活动及护士的社会职能的发挥成为一个整体,从而获得整体的管理效能,提高护理社会效益与经济效益。

3. 伦理的教育价值

伦理的教育价值是指通过评价、命令等方式,借助于舆论监督、榜样示范、制度制约等形式,教育、感化和培养护士的道德观念、行为和品质。护理管理者通过接受伦理教育,吸收伦理原则与规范,形成自己的护理管理的道德认识、道德情感和道德意志,确立道德信念,养成道德行为习惯和提高道德素质。

4. 伦理的认识与评价价值

(1)伦理的认识职能。护理管理者通过伦理意识与伦理判断,可以获得护理管理现状,确定护理管理伦理价值目标与护理管理体系,预测护理管理的前景;此外,还能提高护理管理者的管理水平,使护理管理者充分认识到自身管理实践知识与临床业务知识。

(2)伦理的评价价值。护理管理者根据伦理认识,树立现代护理管理伦理目标和伦理规范标准,进而在护理管理行为中分辨好与坏、善与恶。伦理评价将作为一种深层的精神动力推动护理管理学科的发展。

5. 伦理的激励价值

伦理对护理管理的激励作用主要表现在提升护理管理活动及其结果的价值,升华护理管理者与被管理者之间的人际关系。另外统一而高尚的护理伦理精神会激发护士的社会责任与团结协作、积极创新的工作热情,从而赋予护理管理更多的伦理内涵。

三、护理管理中的伦理要求

在护理管理活动中,管理者应坚持以人为本、公开公正、团结协作、服务创新的伦理理念,伦理是护理管理的重要基础。

（一）护理质量管理的伦理要求

医疗质量是医院赖以生存的基础和努力追求的永恒主题。护理工作在整个医疗工作中占重要地位,无论临床治疗、保健、预防、康复,都离不开护理工作。提高护理质量是护理管理的根本任务。在护理质量管理中应遵循以下基本伦理要求:

1. 重视护理规划的科学制定

护理管理的特点之一就是严格规范性。护理管理者在进行质量管理时,首先必须根据实际情况,建立严格、科学的护理规划和各项护理质量标准,这是进行有效护理质量管理的前提。根据制订的规划和标准,护理管理者有组织、有计划、有步骤地开展各项工作,带领全体护士完成各项护理任务并保证质量。

2. 注意护理规划的及时调整与持续改进

护理管理者应该及时发现和解决存在的问题,及时掌握反馈的信息并对规划作相应调整。信息反馈是做好护理质量管理和作出科学决策的基础。由于护理学是一门实践性很强的学科,更由于当前社会、科学、技术的飞速发展,因此只有在护理实践中根据反馈信息及时、动态调整护理规划,才能使整个护理系统的运转与社会、科学的进步相适应,才能最大程度地做好护理质量持续改进。

3. 注重共同积极参与

护理管理需要全体护士的共同积极参与,只有当所有人的积极性都被调动起来,这样护理专业的发展才能得到保证,护理质量管理的水平才能全方位地得到提高。

4. 提高护士与管理者自身素质

高水平的护理质量需要一支高素质的护理队伍来加以保证。提高护士的素质包括两方面的内容:一方面要加强思想素质、道德修养的培养;另一方面也要重视业务水平、技术水平的培养,二者缺一不可。

5. 加强部门协作

现代医院是一个复杂的系统,护理部门是其中的一个子系统。在护理质量管理过程中,必然会和其他部门之间发生联系。加强护理组织系统与行政、医疗、医技、后勤等部门间的协调,可以使护理工作顺利开展并流畅运作,这也是保证护理质量的基本要求。

（二）护理经济管理的伦理要求

护理经济管理作为医院经济管理的一个重要组成部分,主要研究护理成本、护理效益、护理价格、护理人力资源、护理供给和消费等。在护理经济管理中应符合以下的伦理要求:

1. 病人利益第一,同时兼顾护士的自身利益

南丁格尔曾指出:"护理要从人道主义出发,着眼于病人。"在维护病人利益的前提下,兼

顾医院和医务人员利益,有利于减少国家投入,增强医院活力,调动护士积极性,节约医药资源。但是要坚决反对以损害病人的利益来换取医院和医务人员的利益,因为这是和人道主义的医疗道德观念背道而驰的。当病人的利益和医务人员的利益出现冲突时,要坚定不移地将病人的利益置于首位。古罗马名医盖伦(Gallen)曾说过:"我研究医学,抛弃了娱乐,不求身外之物……作为医生不可能一方面赚钱,一方面从事伟大的艺术——医学。"

2. 社会效益为主,兼顾经济效益

医疗卫生事业的出发点和最终目标是为病人提供更多的优质服务,满足人民日益增长的对医疗、护理、预防、保健的需求。因此无论在什么情况下都必须将社会效益置于首位。而在市场经济条件下,按照经济规律办事,讲求经济效益,则有利于医疗行业自身的发展。经济效益和社会效益是一种相辅相成的关系。社会效益是经济效益的前提,而经济效益是社会效益的物质基础。在社会效益提高后,医院的信誉和吸引力增加,就可以有效促进经济效益的提高。经济效益提高后,就有了改善医院各方面条件,有了提高医疗质量的物质基础,从而进一步促进社会效益的提高。因此,护理管理者不仅管理护理业务,还要参与医院的经营和决策,负责护理方面的经济核算与管理,按照资源消耗最小、经济效益最佳原则,保证人、财、物等资源不被浪费。

(三)护理人力资源管理的伦理要求

护理人力资源管理是护理管理的重要组成部分。护理人力资源管理的伦理要求包含以下几个方面:

1. 加强对护士的职业伦理教育

护士的伦理观念不可能自发产生,其首要的渠道是来自外部的教育与传授。护理管理者要通过教育与培训使护士掌握必要的护理伦理知识,进而使护士具备良好的伦理品质。

2. 注重护士的个性需要,关心护士成长,创造良好的护理文化氛围

护士服务理念的确立和良好职业素质的养成,离不开护理群体文化的指导和陶冶。护理管理者要高度重视护理人才价值取向的科学定位,优化整个群体的文化环境。护理管理者要通过自身的模范带头作用,持之以恒地进行护理职业伦理和技术培训,重点培育护士自尊自强、精益求精的精神,树立敬业、精业、爱业的观念,提高整个护理集体的整体凝聚力和向心力,从而使护士综合素质得到不断提高。

3. 合理使用护理人才

(1)护理管理者应了解护理人才各方面的优缺点,根据实际情况安排适宜的工作岗位,对护理人才进行合理的使用和管理。

(2)护理管理者要引进竞争机制,强化竞争意识,"能者上庸者下","优胜劣汰",建立多方位、多层次、多渠道的护理人才使用机制。

(3)护理管理者要大胆给予护理人才一定的责任、压力。适当的岗位和必要的责任能够极大地激发人才的积极性和创造力,可以使护理人才的综合素质在实际工作中得到进一步提高,不断获得新的知识和技能,最终造就一支适应新形势、梯队合理、技术过硬、有较强事业心和献身精神的护理团队。

4. 充分发挥伦理管理职能,提高护理管理效能

护理管理者的伦理素质在两个方面对护理管理功能产生影响:①管理者的伦理素质是促使其完成本职工作与职责,规范自身行为的有效保证。护理管理者的职业角色决定了他

们必须是护理组织中伦理责任的承担者,只有具备强烈的事业心和道德良心等伦理素质,才能完成这一使命。②护理管理者良好的伦理素质是赢得感召力和吸引力的精神动力。护理管理者的品德是广大护士的心灵支柱,好的品行是广大护士的楷模,"其身正,不令而行;其身不正,虽令不从。"所以,护理管理者的威信是依靠自身的高尚品德与人格的魅力获取;通过护理管理者的言语、行为及其他一切形式感染、牵引着全体护士;通过有效的内在控制,保证护理预期目标的实现。

(顾艳荭)

第五节 脆弱人群护理伦理

一、母婴护理伦理

母婴护理聚焦围产期母婴的健康与安全,关系到家庭幸福、社会和谐及民族繁衍,影响广泛而深远。因此,从事母婴护理的护士应重视自身的职业道德和伦理素养。

1. 母婴护理的特点与伦理意义

(1) 母婴护理的特点

① 服务对象特殊。母婴护理服务的对象既包含孕妇、产妇或母亲,又兼顾胎儿、新生儿。在注射、发药、健康教育等各方面都应将母婴的健康、安全纳入考虑之中。

② 服务对象心理状态特殊。对大部分女性而言,妊娠是人生第一次经历,会将小问题放大而出现焦虑、紧张情绪。也有妇女可能会面对早产、胎儿畸形等令人难以接受的问题,而出现负面情绪。整个围产期,由于激素水平变化,孕产妇会出现焦虑、抑郁等负面心理。这都可能影响胎儿生长发育,或给母婴带来严重并发症。

③ 母婴护理观察过程特殊。母婴护理过程中需要观察的指标较多,产前包括:孕妇体重、生命体征、胎心率、胎动、羊水颜色;产时包括:宫缩情况、宫颈条件、宫口情况、胎心率等;产后包括:阴道出血量、宫缩情况、疼痛、新生儿评分、新生儿高危情况(如早产、新生儿窒息)、母乳喂养等。若母婴任何一方发生危急情况都要果断决策,立即处理。

(2) 母婴护理的伦理意义

妊娠分娩是一个自然过程,因此孕产妇不同于一般病人,而属于健康人群。但在此过程中,又随时可能发生各种并发症,分娩时还会出现意外情况,如产后出血、新生儿缺氧等,使产科工作存在特殊风险,医护人员承担着母婴双方生命安全的重大责任。因此,母婴护理工作必须坚持以人为本的理念,以确保母婴健康与生命安全为目标,开展以孕产妇为中心的优质护理服务。这些均充分体现了母婴护理的伦理意义。

在母婴护理中,护士提供治疗和护理的同时,也需要提供精神的、心理的和情感的帮助,最大限度满足服务对象的护理需求,需要尊重孕产妇的生命权、健康权、知情权、选择权、保密权,以母婴健康利益与生命安全作根本;需要以高尚的职业道德和作风、扎实的护理技术为服务对象提供个性化的围产期护理与保健服务。

2. 母婴护理的伦理要求

（1）乐于奉献，不惧辛苦

因分娩发动时间缺乏规律性，故产科工作随机性较强，护士三班制工作，常常不能按时就餐、作息。产科护士大多为女性，在护理工作中又经常接触羊水、粪便、血液等，因此需要护士有不怕苦、不怕脏、不怕累的奉献精神。

（2）关心体贴产妇情感，尊重产妇人格

孕产妇在围产期不同阶段会出现各种生理、心理变化，护士应做好孕产妇心理护理，关心体贴孕产妇的情感，满足服务对象知情同意的权利；应使用温和易懂的语言，切勿不予理睬或缺乏耐心；应以一颗同理心去理解她们，关心爱护她们，尊重她们的人格。

（3）严密观察病情，遇事冷静果断

产科疾病变化急剧，如凶险性前置胎盘突然大出血，先兆子痫突然抽搐，分娩时发生羊水栓塞，产后出血、新生儿窒息等；护士对产前、产时、产后都应严密观察，一旦发生紧急情况，应冷静地配合医生抢救，切勿因为惧怕承担风险而犹豫或拖延，导致不可挽回的后果。不能给病人造成本可避免的身体、精神伤害和经济上的损失。

（4）对产妇及其家庭高度负责

女性自怀孕后就牵动着其亲友的心，因为从此家庭中将多一个新生命。因此护士对母婴的护理工作需格外谨慎，任何疏忽、拖延或处理不当，都会给母婴、家庭甚至社会带来不良影响。因此，护士应以严谨、审慎的态度对待每一位服务对象，全面、认真、细致地观察变化，进行有效专科护理。

（5）做好新生儿观察与安全防护

新生儿是每一个家庭的希望与关注焦点，因此，做好新生儿的照护与安全防护尤其重要。①严谨、细致，密切观察新生儿生命体征、脐部、哭声、呕吐、黄疸、母乳喂养、排尿排便等情况，严格按新生儿护理常规进行护理，如有异常，立即汇报医生，按医嘱进行处理。②慎独自律，严格执行消毒隔离制度，做好新生儿感染管理工作，防止交叉感染。③保证安全，防止抱错或丢失新生儿。正确佩戴小儿手圈、脚圈、小铭牌等身份识别标志，保证新生儿在家长和护士的视野范围内；做好母婴病房门卫管理，防止外来人员抱走婴儿；同时要对家长做好安全教育。

（黄　蓉）

二、老年护理伦理

世界卫生组织（WHO）对老年人年龄划分有两种标准：在发达国家将 65 岁以上人群定为老年人；而在发展中国家（特别是亚太地区）则将 60 岁以上人群称为老年人。WHO 还提出，一个国家或地区年满 60 岁的老年人口占总人口数的 10% 以上或年满 65 岁的老年人口总数占总人口数的 7% 以上，就称为老龄化社会。

1. 老年护理特点

（1）老年人身心特点

老年人典型生理特征是机体各器官及系统的衰老。这种生理特征的变化不仅体现在外观形态上，还反应在人体内部的细胞、组织、器官和身体各系统功能的变化。生理功能方面主要表现为机体贮备能力减少、适应能力减弱、抵抗力下降、自理能力降低。老年人的心理特征为：①认识活动的退行性变化，包括感知觉、记忆力、思维及智力的减退；②容易产生消极的情绪情感，如：冷落感、孤独感、疑虑感、忧郁感及不满情绪等；③个性发生变化，主要表现为小心谨慎、固执刻板、爱"唠叨"等；④老年人各层次的需要有其独特的内涵：主要表现为对养老保障、生病就医、社会治安等问题的极大关注，尊重、依赖、求助与归属的需求增强。

（2）老年护理工作特点

老年人疾病存在发病率高、并发症状与潜在性疾病众多、症状不明显、症状不稳定、某些疾病不典型、恢复缓慢、易留后遗症等特点，加上老年人的身心特点，因此，老年护理工作具有护理任务重、护理难度大、生理护理与心理护理要求高的特点。

2. 老年护理的伦理要求

老龄化社会的到来给护理工作带来了挑战，这就要求护理工作者必须强化老年护理伦理意识，按照伦理规范做好老年护理工作。

（1）尊重关怀，满足健康需求

老年人生活阅历深，知识、经验丰富，在家庭和社会中占有重要位置，自尊心强，健康需求多，患病后由于角色与环境的变化，易引起心理上的失衡，对接触最多的护士态度、言行反应敏感，因此要求护士要更多尊重、理解他们，做到称呼得体、举止文雅、言行礼貌、和蔼可亲，耐心倾听他们的诉求，认真对待和虚心接受他们的意见和建议，尽量满足他们的健康需求，增加其安全感和归属感，减轻其消极负性情绪。

（2）理解照护，注重生活护理

老年病人年老体弱，力不从心，自理能力下降，有时偏激、固执、不合作，对治疗和护理疑虑较多，对预后忧心忡忡。护士要理解老年病人，关怀体贴，精心照护，耐心细致地做好口腔、皮肤、饮食、排泄等生活护理，加强支持性护理，促进老年病人的尽快康复。

（3）耐心沟通，注重心理护理

老年病人记忆力减退、耳聋眼花、行动不便，加之病种多，对疼痛也不敏感，病情重，安全隐患较多，往往会影响护患之间的沟通与交流。护士要耐心询问他们的感受，细致观察病情变化，与病人进行有效沟通。

老年病人消极的情绪情感及负性心理变化，对其治疗护理过程会有重要的影响，有的病人甚至拒绝治疗和护理，产生轻生的念头和行为。因此，护士应细致、周到、及时准确了解病人的心理特点与心理需求，重点满足老年病人对住院环境、解除疼痛、获取信息、自我认同及建立良好的护患关系等各层次需要，使其恢复最佳心理状态。

（4）审慎护理，具有慎独精神

老年病人可同时患有心脑血管疾病、呼吸系统疾病及恶性肿瘤、糖尿病等，且病情复杂多变，症状表现不典型。因此，护士在诊疗护理过程中不能粗心大意，审慎作出合理的护理诊断，力求每一个诊疗护理过程严谨、准确。另外，老年病人往往认知功能减退，对护士的行为缺乏足够的监督能力，这就要求护士在护理过程中一定要严谨、诚实、慎独，严格遵守各项护理常规与操作规程，确保护理安全与护理质量。

（5）延续护理，关爱社区老年人群

维持促进老年人的健康，关心老年人的社会适应性是社区护理的工作内容之一。护士一方面要发挥自己的角色作用，使社区老年人感受到自身的价值作用，体验生活的乐趣与意义；另一方面还要关注老年人的家庭环境及家庭成员之间的关系，调动家庭成员共同做好老年人的思想工作,满足老年人的身心需求。

(徐菊华)

三、精神病护理伦理

1. 精神病护理特点

(1) 护理对象特殊

精神病人缺乏自制力和自我反省能力,发病期间缺乏自控能力与自我约束能力,生活不能自理,常常需要护士督促或监督。精神病人往往对治疗方案不合作、不配合,甚至对医护人员愤怒不满,抱有敌意;部分病人表现为孤僻退缩,表面安静合作,但在疾病支持下随时可能发生自伤、自杀、出走、攻击等危险行为,给家庭和社会带来生活和秩序的难题。

(2) 任务复杂繁重

精神科护士的主要任务在于帮助病人恢复健康,帮助健康人群保持心理健康,工作任务繁重。精神病人在患有精神疾病的同时也可能合并其他躯体疾病。精神科护理工作除了基础护理工作还有危急情况下的防范和护理、特殊治疗的护理、异常精神与行为的护理以及病人回归社会和家庭的长期护理等特殊任务。

2. 精神病护理的伦理问题

(1) 封闭式管理模式导致的伦理问题

精神病人常常行为异常,出于对病人自身安全及社会安全的考虑,精神科常采用封闭式管理以规避安全风险。精神病人常缺乏对自身疾病的认知能力,治疗依从性差,实行封闭式管理可使病人得到及时、有效的系统治疗,改善疾病预后。然而,精神病人又具有普通公民的人身自由权,因此医疗模式与病人权利之间构成了一定的伦理冲突。随着生物—心理—社会医学模式的出现,对目前精神科封闭式管理的合理性、合法性、有效性存有争议。如何平衡社会安全利益与个人利益,是封闭式管理模式无法回避的伦理难题。

(2) 基本人权与护理工作价值取向的伦理问题

精神病人受病情影响,其民事行为能力受到一定的削弱,但其基本的人权如名誉权、隐私权、知情与选择权应该得到尊重与有效保障。然而,目前精神病人的隐私权尚未得到足够的重视,精神病人受病态支配,往往不懂得维护个人的隐私权,因此,护士应主动为病人维护隐私。

另外,病人对医疗工作的知情与选择权是现代医学伦理学中的一项基本原则,但长期以来,作为弱势群体的精神病人,其知情选择权很少得到尊重。就护理工作而言,病人有权知道、护士也有义务告知有关病人的病情及所接受的护理内容、护理方案的作用及效果。可是,精神病人发病时由于自知力受损而丧失辨别控制能力,对自身疾病无清晰的认识,因此其知情同意权应予限制,这些受限部分可暂时转移至其法定监护人。

3. 精神病护理的伦理要求

(1) 尊重病人人格

精神病人也有人格尊严,护士不能歧视、耻笑病人,不管病人的行为多么古怪,思维多么荒谬,护士都不应该冷淡他们,而应注意保护病人的人格尊严不受侵害。

(2) 恪守慎独,维护病人权益

精神病人应受到与正常人同样的医疗权利。精神病人属于弱势群体,其缺乏自知力,对护理过程中的知情同意不具备正确的决定能力,但不能因为其没有民事行为能力,就忽视知情同意的问题。另外,在护理过程中,护士要定时、准确、自觉遵守精神病护理常规与制度,绝不能因为病人无监督能力而弄虚作假、工作马虎。

(3) 保护病人隐私和对病人保密

保护病人隐私是精神科护士的基本职业伦理规范,在尊重病人人格的基础上,要恪守保护性医疗原则,不能向任何无关人员泄露病人的病情和隐私;也不能在病人面前泄露医院内部事情,不能谈论工作人员的家庭情况,或将私人地址告诉病人。

(4) 关爱病人,保证全方位安全

精神科护士要密切关注病人的动向与行为举止变化,按时巡视病房,一些危险品,如绳子、刀子、针、玻璃制品等锐器不得遗放在病房,防止发生意外。精神病人缺乏自我保护能力,宜选择温和的治疗手段,对发现的认知情感异常现象,应及时向相关人员及时报告,以防发生自伤和伤人。同时护士也应该做好自身的职业防护,防止人身损害。

(5) 努力提高专科业务素质

精神病人护理涉及面广,对护士的专业素质要求高,除需要具备科学的专业技能知识外,还需要较高的伦理素质与特殊的沟通能力。护士除了掌握精神科专业知识之外,还需要具备社会学、心理学、伦理学等多方面的知识,掌握一些运动健身、音乐美术、手工制作的技能,指导病人进行全面的康复训练。

(6) 举止行为端庄正直

一些精神病人由于精神失常,易产生"钟情幻想",因此,护士在接触异性病人时,一定要有其他人员陪同,与病人交往时,态度要自然大方,举止行为要端庄正直。这既是对病人的保护,也是护士的自我保护。如果病人在妄想支配下,向护士提出各种不合理的要求,护士应克己忍让,做到耐心说服,不讽刺挖苦。

(顾艳荭)

四、传染病护理伦理

1. 传染病护理特点与伦理意义

传染病人护理是以严格的消毒隔离为基准,以防治疾病、控制疾病的传播,促进传染病病人的康复为目的。大多数情况下,由于传染病人会对他人的健康造成威胁,所以对传染病人的管理十分重要。

对于传染病人,护理伦理的意识主导是不同于其他疾病的,临床情境中应强化以生命伦理学的基本原则为依据,加强公众伦理建设,维护公共卫生,如传染病监测、义务检测、强制免疫以及因传染病而强加于病人及高危人员的限制自由或约束。

2. 传染病护理的伦理问题

对于有传染性疾病如梅毒、人类免疫缺陷病毒(HIV)、禽流感等,护士必须在公众无能为力时,对公众进行保护。传染病护理常见的伦理问题有:

(1) 有利与不伤害的矛盾

有利原则包括"不伤害"的反面义务(不应该做的事)和"确有助益"的正面义务(应该做的事)。"不伤害"是指不给病人带来本来可以完全避免的肉体和精神上的痛苦、损害、疾病甚至死亡。例如某综合医院,传染病病房布局不合理,许多隔离要求与原则形同虚设,护士隔离意识逐步淡化,使病人的健康安全受到威胁。这就使传染病病人面临着有利与不伤害的矛盾,使伦理原则在现实中面临着严峻的挑战。

(2) 尊重与强制的矛盾

强调尊重与宽容,主要是避免给传染病病人带来医源性歧视与伤害。护士既要做到对病人尊重与宽容,维护其基本权益,又要有条件地约束其行为,甚至必要时采取"强制"隔离,以达到控制传染源的目的。如对烈性传染病拒绝隔离防治的违法犯罪行为必须采取果断的强制手段等。

(3) 个体权利与公众利益的矛盾

权利是相对的,在实现权利的过程中,同一权利人的不同权利要求和不同权利人的同一权利要求,都可能发生矛盾。如:个体权利与公众利益、病人的隐私权和相关人员的知情同意权的矛盾等。在传染病护理过程中,保护无辜者的利益,对病人实施"有条件的保密"才能维护社会公众的权益。

3. 传染病护理的伦理要求

(1) 重视护理伦理知识的培训

随着人们道德观念与道德意识及对医务人员道德要求的不断变化,由伦理知识缺乏引起的医疗纠纷也不断增加。特别是在传染病护理过程中,有计划、有针对性、有重点地进行护理伦理学学习培训,使护士更加明确自己的职责与义务,才能够熟练应用伦理判断与决策解决传染病护理过程中的困惑。

(2) 尊重科学,具有献身精神,注意职业保护

传染病院(科)是各种传染病人集中的地方,每个病人都是传染源。护士必须尊重科学,以科学的态度对待传染病和患传染病的人,根据传染病的传播规律,采取预防措施。严格执行消毒隔离制度,有效防止传染病扩散。

献身精神是搞好传染病护理工作的伦理基础。在对传染病人的护理过程中,护士与传染病人朝夕相处,被感染的机会增多。这要求护士表现出高尚的护理道德情操和无私奉献的精神。

护士在护理传染病人时,也要根据职业特点,加强自身防护,这是一项义务,因为护士的生命和病人同等重要。

(3) 坚持预防为主,对社会负责

我国始终坚持"预防为主"的传染病管理方针,使得不少传染病得以控制、减少或消灭。但是也应看到,我国不少地区传染病发病率相当高,有时仍存在大面积暴发流行,如病毒性肝炎等。因此,护士应该加强传染病知识普及,重点人群生活方式管理,使全民重视传染病的防治工作。在传染病防治工作中,护士既有治疗、护理传染病人的义务,又有控制传染源、切断传播途径和保护易感人群的责任。

(李文利)

五、肿瘤病人护理伦理

1. 肿瘤病人的护理特点

肿瘤科作为一个比较特殊的科室,其各种肿瘤临床表现的复杂性、诊疗手段的多样性、治疗效果的不理想性、治疗毒副反应的严重性、病人心理反应的强烈性,决定着对护士有着

较其他病种更高的专业精神与伦理要求。

2. 肿瘤病人的护理伦理问题

（1）生命价值论与病人家属要求的矛盾

护理伦理基本原则之一的生命价值原则，在承认尊重人的生命的同时，提出了生命的价值问题。认为生命并不是绝对神圣的，人类生命的本身是可以用价值来衡量的。就肿瘤病人而言，其生命价值与社会需要、医疗需要、生命质量、治愈率、预期寿命成正比，而与维持其生命所需代价成反比。而在实际临床护理工作中，绝大部分病人家属在面对肿瘤临终状态已救治无望的病人时，仍然要求积极抢救，稍有怠慢，便会发生纠纷。因此，医护人员为避免纠纷，仍然积极抢救，直至家属提出放弃才得以停止。对此，医护人员常常显得无所适从和无奈。

（2）利益与伤害的矛盾

有利无伤原则是指医疗行为的动机与结果均应对病人有利，同时又应该避免对病人的伤害，实现有利与无伤的统一。然而，对于肿瘤病人往往存在有利益与伤害的矛盾。如肿瘤病人放化疗过程中，一方面积极的治疗与护理的目的是为了对生命的尊重，维护病人的医疗护理权与利益。然而放疗或药物治疗本身对患者又会带来严重的副反应与伤害。所以，究竟如何配合医生选择适宜的肿瘤治疗方案本身就是一个伦理问题。

（3）人性化服务与现行规章制度的矛盾

病室管理制度要求病房保持整齐规范。而实际工作中，临终肿瘤病人由于疼痛、呕吐、腹胀等诸多不适，用物多而杂乱，床单元也无法按要求保持整洁。护士如果给予干预，可能就会引发纠纷。另外，病人离世后，家属为表达哀伤，出现了在病房焚烧纸钱的现象，此时给予干涉，无疑将会导致一场纠纷，但如果任由发展，又很可能引发火灾的发生。如此种种困惑，护士应如何解决，才会既符合人性化的要求，又不违反现行管理制度？

3. 肿瘤护理的伦理要求

（1）钻研业务，全面提升肿瘤护理相关知识与技能

肿瘤病人往往由于术后或是经历反复放疗、化疗，其体质虚弱，再加之心理上的伤痛，因此需要护士具备娴熟的操作技能，各种操作尽可能一次性成功，避免再增加病人的身心痛苦。例如血管穿刺，多种原因导致的肿瘤科病人外周血管条件较差，为减轻病人每日穿刺的痛苦，多途径静脉置管技术日趋成熟，肿瘤科护士需尽早掌握该门技术，并熟练应用于临床。肿瘤的转移性特点，决定了肿瘤科病人临床表现的复杂性和多样性，在肿瘤的发生、发展、变化及治疗的整个过程中，会涉及社会学、心理学、营养学、康复学、病理学等学科知识，因此，护士需掌握这些学科的知识，才能更好地胜任肿瘤护理工作。

（2）慎独自律，履行肿瘤病人的照护责任与义务

"慎独"是在无人监督的情况下，仍能坚持道德信念，自觉遵守原则和规范，不做任何违反伦理原则的事。这是医护人员必须具备的伦理素质。在肿瘤科所使用的药品大多价格昂贵、剂量少，在配制及注射过程中，要注意将药物抽吸完全；贵重药品例如白蛋白输完后应用生理盐水冲洗整个管路系统；不管病人生存期还有多久，该完成的基础护理仍然要完成。这些任务的完成，均需要护士的慎独精神。

（3）保守秘密，适当保护肿瘤病人的心理需求

肿瘤病人及家属的共同心理特征是极度恐惧、悲哀和绝望。虽然部分肿瘤病人在经历

了一系列的心理变化后,能够以顽强的毅力配合治疗。但也有部分病人心理承受能力差,不愿正视自己的病情,一旦得知自己患病的消息,可能会导致自杀等极端行为。因此,护士应认真评估肿瘤病人的心理状态,对于心理承受能力差的病人应注意避免透露疾病相关信息。

（4）尊重自主,协助病人自主选择治疗方案

对疾病的诊断和治疗方案的选择是肿瘤病人的一项基本权利,医护人员必须尊重这一权利。在护理过程中,在病人完全知情的情况下,护理人员应该根据病人的心理特点,尽早发现病人需求方面的变化,及时与医生沟通,与医生一起共同协助病人选择效果最好,损伤最小的肿瘤治疗方案。

（5）人文关怀,对病人和家属实行人道主义

对肿瘤病人的全程护理中,特别是在终末期护理中,要特别体现人道主义,提供病人和家属所需的各种服务。在护理思维模式上,要改变仅以治疗为目的的护理技术服务模式。要提倡以病人的各层次需要为目的的人文关怀服务,提供家属的哀伤需要与护理。

（顾艳荭）

六、急危重症护理伦理

急危重症护理的目的是挽救病人的生命,提高抢救成功率,促进病人康复,减少伤残率,提高生命质量。急危重症护理的范畴包括院前急救、急诊科抢救、危重病救护（ICU）、灾难救护、急诊医疗服务体系的完善、人才的培训和科学研究工作。

1. 急危重症护理特点

（1）时间性强,应变要求高

急危重症病人发病时间虽然也有规律,但总体来说急危重症病人具有突发性、随机性的特点,尤其是急诊病人就诊的时间、数量、病种不固定,随时需要抢救危重病人或应对突发公共卫生事件。因此护士要重视急救药品、设备、器械的完好,加强抢救技能与知识的学习和训练,做到常备不懈、随机应变、随时参与各种抢救工作。

（2）责任性强,风险性较高

急危重症病人通常起病急骤,病情危重,病情复杂,变化迅速,死亡率高。急危重症病人或家属往往不能提供详细病史,医生也不能按部就班地进行体检和检查,常常需要医生和护士立即投入抢救。因此,急危重症护士要有敢担风险的意识和强烈的责任心,要有敏锐的观察力、准确的判断力、精准的记忆力和稳定的注意力,密切配合医生,全力做好病人急救与护理。

（3）主动性强,团队协作要求高

急危重症病人病情复杂且变化快,往往是多个系统、多个脏器同时发生创伤或病变,需要多科室、多专业的协同抢救。因此,护士需要机敏的快速鉴别能力,细心观察病情,主动与各科医生联系,为医生诊治病情提供依据。另外,在病情紧急的情况如心跳骤停,一旦发现,护士应主动、迅速实施救护措施。

2. 急危重症护理的伦理问题

（1）病人拒绝治疗与护理措施的问题

病人有对其个人健康问题作出决定,对医护人员所采取的治疗方案和护理措施进行取舍的权利。而危重症病人常常由于躯体严重不适或强烈的不良心理反应会拒绝各种护理操

作,产生有利原则与自主性原则的冲突,此时护士必须权衡利弊把有利原则排在优先地位,必要时实施家长主义的干涉。

（2）是否保密的问题

对于危重症病人,如果病人心理承受力较差,告知实情反而可能引发病人的悲观绝望心理,此时应该注意保护性医疗制度,即对病人从轻告知或保密。虽然这是一种欺骗,但伤害比告知实情造成的伤害要轻,根据"两害相权取其轻"的原则对病人保密可以得到伦理辩护。

另外,急诊病人往往身份背景比较复杂,急诊护理涉及暴力事件较多,如吸毒病人、服毒自杀病人、因抢劫或打架斗殴事件造成的外伤病人、通辑的犯罪嫌疑人等,护士积极抢救的同时应立即向保卫安全部门报告。

（3）生命是否继续维持的问题

病人有对自身疾病的认知权,也有对自己疾病处理措施表达意愿的权利,面临死亡的病人有选择死亡状态的权利。自主权是病人权利中最为基本的一种权利,是体现病人生命价值和人格尊严的重要内容。护士虽然应该将病人的愿望、价值取向或利益列入伦理决策的考虑,但是现实中仍存在安乐死与现行法律的矛盾。因此护士很难对急危重症病人的选择作出清晰的伦理判断。

（4）履行人道主义与经济效益矛盾的问题

急危重症科护士常常会面临病人因经济原因无法实施有效抢救措施的无奈情境。一方面病人的病情需要投入大量的人力、物力和财力进行救治,另一方面,病人没有经济能力承担。如果对没有经济能力的病人拒绝救治就违背了人道主义原则,如果救治,护士却难为"无米之炊",即使医院同意开通绿色通道,但也可能牺牲科室及医院的经济利益。

3. 急危重症护理的伦理要求

（1）争分夺秒,机敏果断应对病情变化

急危重症工作突出特点是抢救生命,是在瞬间决定病人生死的能动性工作。这就要求护士树立"时间就是生命"的观念,临危不乱,机敏果断采取各种抢救应变措施,及时发现隐情、危情和险情,即使对抢救后病情趋向平稳的病人也不放松警惕,即使在现代化设备的监护下也要主动细致观察病情,敏锐发现新出现的复杂病情,及时配合医生进行抢救。

（2）勤学苦练,提高专业素质和能力

急危重症护理工作复杂而艰巨,对护士的专业素质与能力要求高,护士应培养自己有效获取知识的能力、敏锐精细的观察力和突出的应变能力、非语言交流能力和情绪调节与自控能力。同时护士应具备扎实的理论和熟练的专科理论与技能,熟练掌握危重病人的抢救常规、各种仪器的操作原理及注意事项、常用药物配伍禁忌及不良反应、急诊检验指标及临床意义,熟练掌握心肺复苏、气管插管和人工呼吸机的使用方法等抢救技能。

（3）常备不懈,主动灵活完成工作职责

急危重症护理工作弹性大,无法预先设计与安排,无论是就诊时间、就诊人数,还是病种病情都无法预料,因此要求护士本着病人的生命高于一切的思想,常备不懈,定岗位,定职责,定流程,急救设备完好,急救药品器械备量充足;面对病人病情凶险随时发生的突变,在医生未到达之前,护士应能够随机应变,坚定果断地采取救治措施全力抢救病人的生命。

（4）理解同情,为危重病人提供人性化关怀

急危重症病人突然发病,不仅病情危急和痛苦,而且病人和家属都缺乏思想准备,易出

现恐惧、焦虑和紧张的心理。护士要学会移情,有急病人所急、痛病人所痛的同情心,理解病人及其家属,做好病人及家属的心理安慰。

对不可逆转的危重病人,由于医学发展本身的局限和无奈,是放弃还是全力抢救成为护理伦理的两难选择。护士应当尊重生命,尊重科学,尊重客观事实,想方设法减轻病人的痛苦,以符合人道主义的精神;用练达的语言将病人的信息告知病人家属,倾听家属的诉求并提供人性化关怀和帮助。

（顾艳苎）

思考与练习

【思考题】

1. 临床护理实践中常常会面临哪些脆弱人群?各种脆弱人群护理过程中有哪些伦理问题?如何进行伦理决策?

2. 为什么说护理管理本身具有伦理属性?护理管理过程中伦理作用与意义有哪些?

【案例分析】

病人张某,男,72岁。因过度激动而突然昏迷,被迅速送至某医院急诊。经医生检查发现王大爷仅有不规则的微弱心跳,瞳孔对光反应迟钝,角膜反射消失,血压 200/150mmHg,大小便失禁,面色通红,口角歪斜,诊断为脑溢血、中风昏迷。经三天两夜抢救,病人仍昏迷不醒,没有自主呼吸,各种反射几乎消失,治疗给予呼吸机维持呼吸中。

面对病人状况,对于是否继续积极抢救,医护人员和家属有了不同的意见:

(1) 医生 A 说:"只要病人心跳没有停止,就要尽职尽责尽一切可能给予抢救与护理,履行医务人员的义务。"医生 B 说:"病人已没有自主呼吸,又是高龄,抢救也只是对家属的安慰而已。"护士长说:"即使抢救过来,病人今后的生活也不能自理,生活质量很差,对家属和社会都是一个沉重的负担啊!"

(2) 病人的儿子说:"有希望抢救过来固然很好,如果确实没有希望也不必不惜一切代价抢救。"但是,病人的长女说:"老人苦了大半辈子,好不容易才有几年的好日子,若能抢救成功再过上几年好日子,做儿女的也是个安慰。"表示一定要医院不惜一切代价地抢救,以尽到孝心。

问题:

1. 对于上述不同的意见和态度,应该如何进行决策?

2. 护士在抢救过程中应注意哪些伦理问题?有哪些伦理要求?

第八章　社区护理与预防保健伦理

【学习目标】

识记　1. 社区护理的基本概念及特点
　　　2. 疾病的三级预防保健模式
理解　1. 社区护士的伦理责任
　　　2. 健康管理的伦理要求
应用　1. 能正确运用护理伦理学的原则指导家庭访视、居家护理服务
　　　2. 在突发公共卫生事件中护士的伦理责任

　　国际护士会在护士伦理规范中指出：护士有促进健康、预防疾病、恢复健康与减轻痛苦四项基本责任。社区护理的发展正好符合了这项伦理规范的要求。为更好地发展社区护理、提高护理质量，社区护士在社区卫生服务实践中，要正确理解、把握伦理问题。

第一节　社区护理概述

　　社区护理是社区卫生服务的重要组成部分，其服务功能体现于预防、医疗、保健、康复、健康教育、计划生育技术指导等"六位一体"的服务体系中，已成为21世纪护理发展的重要方向。社区护理工作的开展，是以人的健康为中心的护理服务模式的体现，它满足了社区居民便捷、经济、及时的护理需求，拓宽了护理服务的范围，丰富了护理服务的内容，促进了护理事业的深入发展。

一、社区护理的基本概念与特点

1. 社区护理的基本概念

　　社区护理（community health nursing）一词源于英文，也可称为社区卫生护理或社区保健护理。社区护理是将公共卫生学及护理学理论相结合，用以促进和维护社区人群健康的一门综合性学科。社区护理以健康为中心，以社区人群为对象，以促进和维护社区人群健康为目标。

2. 社区护理的特点

（1）以健康为中心

社区护理的服务宗旨是提高社区人群的健康水平，以预防疾病、促进健康、维护健康为主要工作目标。通过一级预防，如卫生防疫、传染病管制、意外事故防范、健康教育等，达到促进健康、维持健康的目的。社区护理在帮助社区居民解决现存的健康问题之时，更侧重于积极主动的预防，通过运用公共卫生及护理的专业理论、技术和方法，促进社区健康，减少社区人群的发病率，从根本上提高人们的健康水平和生活质量。

（2）以群体健康为工作职责

社区护理关注的是社区整体人群的健康，以家庭及社区为基本的服务单位，其工作注重收集和分析社区人群的健康状况，解决社区存在的健康问题，而不是指单纯照顾一个人或一个家庭。虽然社区护士直接的服务对象有个体也有群体，但通过为个体服务，收集和分析人群的健康状况，反映社区的健康问题和健康需求，以便解决人群中的主要健康问题。社区人群包括健康人群与患病人群、残障或临终的人、家庭、团体、各年龄段和社会阶层的人群。

（3）提供综合性服务

由于影响人群健康的因素是多方面的，要求社区护士的服务除了预防疾病、促进健康、维护健康等基本内容外，还要从整体、全面的观点出发，从卫生管理、社会支持、家庭和个人保护、咨询等方面对社区人群、家庭、个人进行综合服务。

（4）具有较高的自主性与独立性

社区护士的工作范围广，涉及内容多，在许多情况下，社区护士需要单独面对服务对象，面临不断变化的健康问题，需要自主地作出处理决定，因此，社区护士较医院护士有较高的独立性，需要具有一定的认识问题、分析问题和解决问题的能力。

（5）与各方面合作的协调性

由于影响健康因素的多重性，健康问题表现的多样性，要求社区护理解决健康问题的方法应是全方位的。社区护理是团队工作，社区护士除了需与医疗、保健人员密切合作外，还要与社区的行政、福利、教育、厂矿、机关等各种机构的人员以及社区内个人、家庭、群体联系，只有通力合作、密切配合，才能充分发挥社区资源的作用，做好社区卫生工作。同时，社区护理工作还需要利用社区的各种组织力量，如家政学习班、社区事业促进委员会、准父母学习班等，共同参与开展工作。

二、社区护理的工作范围

根据社区卫生服务的"六位一体"内容，社区护理服务的范围包括六个方面：①社区保健服务；②社区慢性病、传染病、精神疾病病人的护理和管理；③社区康复服务；④社区急重症病人的急救与转诊服务；⑤社区临终关怀服务；⑥社区健康教育。

三、社区护理的发展过程

社区护理起源于西方国家，追溯其发展过程，可划分为四个主要阶段，即家庭护理阶段、地段护理阶段、公共卫生护理阶段和社区卫生护理阶段。

1. 家庭护理（home care nursing）阶段

早在19世纪中期以前，由于卫生服务资源的匮乏、医疗水平的局限及护理专业的空白，多数患者均在家中休养,由家庭主妇看护、照顾。

2. 地段护理(district nursing)阶段

地段护理源于英国。早在1859年,英国利物浦的企业家威廉·若斯蓬先生因其患病的妻子在家得到一位护士的精心护理,而深感地段护理的重要并致力于地段护理的开展。地段护理在英美两国主要侧重于对居家贫困病人的护理,包括指导家属对病人进行护理。从事地段护理的人员多数为志愿者,少数为护士。

3. 公共卫生护理(public health nursing)阶段

公共卫生护理源于美国。1893年,美国护士莉莉安·伍德在纽约亨利街区开设了地区护理。随着其服务对象和服务内容的逐步拓宽,伍德女士称之为公共卫生护理。公共卫生护理将服务对象由贫困病人扩大到地区居民;将服务内容由单纯的医疗护理扩展到预防保健服务;从业人员绝大多数为公共卫生护士,少数为志愿者。

4. 社区护理(community health nursing)阶段

进入20世纪70年代后,世界各国越来越多的护士以社区为中心,以健康促进、疾病预防为目标,提供医疗护理和公共卫生护理服务。美国护士协会将这种融医疗护理和公共卫生护理为一体的服务称之为社区护理,将从事社区护理的人员称之为社区护士。1978年,WHO要求社区护理成为社区居民"可接近的、可接受的、可负担得起的"卫生服务。从此,社区护理以不同的方式在世界各国迅速地发展起来,社区护士的队伍也在世界各国从质量和数量上逐步地壮大起来。

第二节　社区护士的角色与伦理责任

一、社区护士的角色功能与能力要求

1. 社区护士的角色功能

社区护士是一种不同于传统医院科室封闭式临床护士的专业技术人员,是在一个相对开放、宽松的工作环境中进行服务与管理工作,其工作对象、范畴、性质、责任要远大于或远高于医院护士。在社区护理服务工作中,社区护士需要扮演好以下七种角色:照顾者、教育者、咨询者、管理者、协调者、研究者、参加者与代言者。

2. 社区护士的能力要求

社区卫生服务的理念、服务内容和服务形式都深刻体现着医学的本质特性——人文性,包含着医学伦理的原则与规范,昭示着社区卫生人员应当具有高尚的道德风貌。因而,社区护士必须具备人际交往、沟通能力;综合护理能力;独立判断、解决问题的能力;预见能力;组织管理能力;科研能力;自我防护能力(包括法律自我防护能力和人身的自我防护能力)。

二、社区护理的伦理问题

社区护理工作中的伦理问题主要是指在服务过程中,涉及护士与社区服务对象、护士与服务对象家庭之间最基本的道德现象与关系,这些关系直接影响社区护理质量,如果处理不

当,就有可能出现伦理问题。具体表现在以下几个方面:

1. 个人隐私权的问题

社区护理服务对象的个人隐私是社区护理工作中容易被忽视的问题。社区卫生服务中心有社区居民较为详细的健康资料,其中包含有涉及居民隐私的个人信息,如居民的精神或心理问题,配偶离异或丧失以及传染性疾病资料等。此外,护士进行家庭健康评估时也会涉及个人生活习惯、经济收入和隐私部位的暴露等。如果护士泄露服务对象的隐私信息则违反了尊重个人隐私权的伦理原则。

2. 保密的问题

社区卫生服务中心对居民健康档案资料要遵循保密原则,经过计算机管理的健康档案,不仅能动态管理和观察个人健康指标,也是护理科研和教学的重要资料,如果泄露就与保密原则相冲突。

3. 平等尊重的问题

平等尊重的原则要求社区护士的行为要尊重伦理主体的平等价值。在社区护理中如何尊重服务对象的自主权,如何公平分配护理保健资源,这是社区护理伦理中需要思考的问题。

三、社区护士的伦理要求

社区护士的护理范围宽泛,其履行的社会义务也越来越多。社区护士在提供各种护理服务时,必须以护理伦理原则指导自己的言行。常被采用的护理伦理原则有自主原则、有利原则、无害原则、公正原则、知情同意原则。

1. 自主原则

在社区护理服务过程中,依据自主原则要求社区护理做好以下三个方面:

（1）尊重护理服务对象

社区护士应在尊重每一个服务对象的基础上,向他们提供各种社区护理服务。社区护士在向护理对象提供服务时,要用尊称、敬语招呼、问候、请求配合等,不能用命令语言;不能因为护理对象某种心理问题或心理缺陷而加以取笑;不能因护理对象处于弥留之际或已经死亡而心存漠视;不能因护理对象对病情或医学知识的贫瘠而讽刺、挖苦;不能利用工作之便,在护理对象痛苦、危难之际以护理服务做交换,谋取个人利益。

（2）维护护理服务对象的自主权利

社区护士在尊重服务对象的同时,还要尊重、维护他们的自主权利。对具备自主能力的社区居民,社区护士进行护理服务过程中,应向他们提供有关信息或资料。如详细解释病情;告知治疗或不治疗会出现的结果;告知各种可能的治疗方案;提供最佳治疗方案;告知注意事项及如何配合治疗等,由服务对象自己作出选择或决定。

（3）保护护理服务对象的隐私

社区护理工作的性质及特点要求社区护士与社区居民建立一种密切、融洽的关系。伴随这种密切关系的建立,社区护士应特别注意保护护理对象的隐私,如病情、经济状况、家庭关系等。

注意:根据公益论,护理服务对象的自主权并不是绝对的,它以不违背法律、法规、政策等为前提。如果服务对象的自主权与上述前提发生矛盾,我们应该拒绝其要求。如拒绝违背计划生育政策的服务对象的生育要求;拒绝传染病病人提出的行动自由的要求等。

2. 有利原则

强调为社区服务对象的利益着想,避免或消除对服务对象的伤害。社区护士在服务过程中应特别注意以下两点:

(1) 对服务对象益处与伤害的权衡

社区护士在决定护理服务的内容、次序及相应的替代服务时,应在认真权衡该护理服务对服务对象或其他社区居民带来的利弊之后作出决定,最大限度地降低对服务对象的伤害。

(2) 对服务对象收益及支出的权衡

社区护士在为服务对象提供服务时,应考虑到服务对象的经济承受能力,不能一味追求经济效益或工作的方便。对一些经济状况不佳的服务对象,应在满足其健康服务的同时尽可能为其节省费用。

3. 不伤害原则

是指不将服务对象置于可能会受伤害的危险情况中,不使服务对象的身体、心灵或精神受到伤害。具体伦理要求如下:

(1) 社区护士在工作中要细心谨慎,不应因自己的粗心、过失造成对服务对象身心的伤害,社区护士应对自己的言行负责。

(2) 社区护士不仅要竭尽全力为服务对象服务,还要确保服务对象的安全。采取有效措施,防止自杀、事故及意外事件的发生。

4. 公正原则

是指要求护士以公平合理的处事态度对待服务对象及利益相关者。具体到社区护理工作中,社区护士应在提供护理服务的程序上及分配医疗服务资源上做到公正合理。对待不同种族、肤色、性别、年龄、地位、职业、经济状况、文化水平的个体时,都给予公正的护理,使他们享受平等接受护理服务的权利。

5. 知情同意原则

知情同意必须做到以下三个方面:

(1) 服务对象对所接受的诊断、治疗、护理完全知情,了解护理操作的原因、方法、优点、缺点、可能出现的反应或副作用等。

(2) 护理服务要建立在完全自愿的基础上,无任何强迫服务对象的行为。

(3) 服务对象或其亲属是在完全知情及有能力作出判断和决定的情况下同意的伦理教育。

另外,社区护士要明确自己应遵循的职业伦理和职业行为规范,通过自我伦理教育、伦理评价和伦理修养等手段,把伦理原则与规范内化为自己的信念,自觉地选择合乎职业伦理要求的行为,形成正确的价值观、道德观、伦理观。

第三节 家庭访视与居家护理伦理

随着社区卫生服务的深入发展,社区护理越来越被重视,家庭访视护理成为社区护理的基本手段。社区护士通过家庭访视，完成对社区健康人群及居家病人的预防保健、健康促进、护理照顾和康复护理工作。

一、基本概念

1. 家庭访视（简称家访）

是指为了促进和维持个体和家庭的健康，在服务对象家庭环境里提供的护理服务活动。是护士用来接触、了解社区居民健康状况和对家庭进行健康评估、开展社区护理的重要工具。可分为预防性家访、评估性家访、连续照顾性家访和急诊性家访。

2. 居家护理

是在家庭环境里为病人提供护理，护理对象是在医院外的病人，包括所有年龄段的急慢性病病人、临终者等。居家护理分为以医院为基础的医院中心居家护理和以社区为基础的社区中心居家护理两种类型。

3. "9073"养老格局

即90%的老年人通过自我照料和社会化服务实现居家养老，7%的老年人通过社区组织提供的各种专业化服务实现社区照料养老，3%的老年人通过入住养老机构实现集中养老。对于生活自理有困难、经济收入较低的老年人，以专业化社会服务组织为载体，通过上门、日托等服务形式，为这部分居家老年人提供就近便捷的生活照料、康复护理、精神慰藉等内容的社区居家养老服务。

二、家庭访视的伦理要求

1. 家庭访视的意义

家庭访视，能够实地了解家庭环境、设备、家庭成员的健康状况、家庭结构、家庭功能，从而发现家庭及其成员的健康问题；利用家庭的内在、外在资源，为居家病人或残疾者提供适宜、有效的护理；促进足够和有效的支持系统，鼓励家庭充分利用有关健康资源；促进家庭及其成员正常成长和发展，提供有关健康促进和预防疾病的健康教育；加强家庭功能的发挥，促进家庭健康。

2. 家庭访视护理的伦理要求

（1）护士访视行为应由家庭成员主导

家庭成员可以明确地拒绝合作、设立访视时间或决定是否同意护士进入家中。护士应尊重家庭的要求，不能随意或强行进行访视。

（2）护士访视应保持连续性，对居家病人进行长期护理

家庭中的临终关怀护理有的需要半年甚至更长时间。一个刚刚诊断为糖尿病的病人，需要长时间调整用药、饮食及生活方式。因此，护士应通过长时间的护理，加深对家庭的了解，与家庭分享经验，更好地了解护理效果。

（3）护士的服务活动与家庭成员的行为要相互配合

家庭成员对他们的健康有更大的控制力，如果护士和家庭要获得长期的成功，需要建立共同的目标并相互配合。

（4）访视过程中护士要做好自我保护，防止自身受到职业伤害与健康危险

护士家访时，周围环境常常较为陌生，还可能遇到服务对象有敌意、发怒、情绪反常等现

象。因此,应注意:①访视前尽可能用电话与家庭取得联系,询问好地址、方向及如何到达。②穿着合适、得体或按照单位规定穿制服,穿舒适的鞋子,以利于行走或逃离;不要佩戴贵重首饰。③家访前与机构其他人员一道准备行程计划,包括家访的时间、走访家庭的姓名、地址、电话等。④避免单独去一些偏僻的场所或偏远的地方,如必须前往访视,护士有权利要求陪同人员。⑤护士在病人家中看到一些不安全因素,如打架、酗酒、吸毒等,可立即离开。⑥访视护理用具箱应放在护士可及的视野范围内。

(5) 护士家访时如果遇到安全威胁,应注意保护自己,并根据情况分别向机构汇报、报警或通知急救中心。

(6) 尊重访视病人,注意访视策略和技巧。①积极倾听。可以向病人提出开放性问题,引导病人说出更多自己心中对疾病和治疗的真实想法,以便从回答中能够捕捉到更多对疾病有利的信息。②表明对病人的尊重。当谈话者情绪激动时,访视者要做到以实际行动来证明对病人的尊重,包括承认影响、认同感受、提供支持和进一步探索。③协同应用语言和非语言沟通技巧。

三、居家护理的伦理要求

1. 居家护理的特点

(1) 居家病人的照顾工作由各专业人员协同完成,如护士、医师、康复师、营养师、药剂师、社工人员等。虽然分工不同,但都是以服务对象为中心。护士在其中的作用是为居家病人提供直接性的护理照顾和健康教育指导,协助其他专业人员对病人进行康复锻炼和日常生活能力的训练。

(2) 居家护理的工作环境复杂而且多变,需要有高度独立自主性。因此居家护士必须具备高标准、综合性的专业理论与技能,才能够胜任居家护理工作。

2. 居家护理的伦理要求

(1) 提高专业素质,培养社区护理专业能力。专业素质和能力是做好社区护理的基础,因此,提高专业素质和能力应成为社区护士不懈的追求。①掌握护理专业知识和人文科学、社会科学等相关学科的知识。②有较丰富的临床经验,如内科、外科、ICU 或急诊工作的经验。③有独立判断问题和决策的能力。④能够运用护理程序解决服务对象的健康问题。⑤有良好的人际沟通能力和技巧。⑥有情绪调节与自控能力。

(2) 严格遵守尊重、自主、有利和不伤害等伦理原则,依据病人在实际情境中的现状,决定各种伦理原则的权重比例,以求得科学与人文之间的平衡。①规范自己的仪态及言行。使用文明用语,并以尊重、谦虚、合理的方式与病人及家属交谈。②尊重病人的个人意愿。由于社区护士总是善意地希望能够在有限的时间内做更多的事情,从而按照自己的意愿或判断来帮助病人,忽视了病人的感受,使病人产生被强制和支配的感觉,从而招来诸多不满。③尊重病人的生活习惯,有针对性引导健康生活方式,而不要随意评价、评判。④保守秘密,尊重人格。由于工作原因,社区护士不可避免地会获知病人个人或家庭的隐私,守密和保护隐私是必须遵守的义务。

第四节　健康管理与预防保健伦理

健康与疾病是医学科学中两个最基本的概念,是人类生命活动的本质及质量的一种反映。护理是为个人、家庭和各种社会团体提供保健服务的专业,其主要宗旨是帮助人们预防疾病,恢复、维持和促进健康,从而使每个人都尽可能地维持最佳的健康状态。因此,护士必须了解健康管理与预防保健的相关知识,以便为服务对象提供高质量的身心整体护理。

一、健康管理的概念与内容

1. 健康管理概念

健康管理是以预防和控制疾病发生与发展,降低医疗费用,提高生命质量为目的,针对个体及群体进行健康教育,提高自我管理意识和水平,并对其生活方式相关的健康危险因素,通过健康信息采集、健康检测、健康评估、个性化监测管理方案、健康干预等手段持续加以改善的过程和方法。也就是说,健康管理是基于个人健康档案基础上的个体化健康事务管理服务,它建立在现代生物医学和信息化管理技术模式上,从社会、心理、生物的角度来对每个人进行全面的健康保障服务。

2. 健康管理的内容

健康管理的工作内容包括:采集和管理个人或群体的健康信息;评估个人或群体的健康和疾病危险性;进行个人或群体的健康咨询与指导;制定个人或群体的健康促进计划;对个人或群体进行健康维护;对个人或群体进行健康教育和推广;进行健康管理技术的研究与开发;进行健康管理技术应用的成效评估等。

二、健康管理中的伦理要求

1. 健康管理中国家和政府的社会伦理责任

随着世界各地的经济文化交往的日益频繁,公共健康问题越来越严重地威胁着人类的安全与健康。面对疾病和死亡的挑战,人们不得不深刻反思危机背后的社会问题。珍爱生命,选择健康生活方式是提高公共健康问题的前提和保障。国家要通过立法或政策等方式担负起社会伦理责任。

2. 健康管理中社区护士的伦理要求

国际护士会认为初级健康照护服务的公平性与可近性,特别是其中的护理服务,是改善全民健康的关键。社区护士在健康管理中的伦理责任如下:

(1)保障健康服务对象公平性及可近性,满足社会对于健康幸福的需求。健康服务对每个人的公平性及可近性均相同,其最大目标是在服务计划及执行过程中要兼顾个人与社区;重点工作是疾病预防与健康促进,适当且安全应用技术。

(2)满足个人、家庭或团体对服务的需要。在实施健康管理过程中应尊重个人、家庭和社区的权利,使其对照护及相关治疗拥有知情同意。

(3)加强自身教育,提高健康伦理水平与管理能力。健康照护者的教育应该兼顾科学与伦理,不论是健康促进、对疾病与失能的保护、治疗与康复,还是平静与尊严的死亡,护士均需要丰富的伦理知识与较强的管理能力,从而在健康管理中发挥关键的作用。

三、预防保健模式与伦理责任

1. 预防保健模式

疾病预防保健是指预料可能发生的问题并加以防治,或尽早发现以降低其可能造成的伤残。在医疗护理服务中,常采用三级预防保健模式,主要是根据疾病的发生、发展和转归全过程不同环节的特点,相应地采取措施,包括阻止疾病的发生、患病后阻止疾病的发展或延缓其发展以及最大限度地减少疾病造成的危害。

(1)一级预防(primary prevention),又称病因预防,是从病因上防止健康问题的发生,是最有效的预防措施。主要采取自我保健方法及特殊保护措施,防止疾病的发生。

(2)二级预防(secondary prevention),又称临床前期预防,关键是早期发现、早期诊断和早期处理健康问题,即"三早"预防。

(3)三级预防(tertiary prevention),又称临床前期预防,即积极治疗、预防并发症并采取各种促进身心健康的措施,以防止疾病进一步恶化和各种伤残的发生,以达到最大限度地恢复健康这一目的,即把健康问题的严重程度压缩到最低限度,如中风后的早期康复指导、乳腺手术后的肢体康复运动等。通过三级预防,可以降低伤残,帮助病人恢复部分或全部治理能力。

2. 预防保健中的伦理责任

国际护士会章程中明确护士的基本责任是促进健康、防止疾病、恢复健康以及减轻痛苦。护士和其他公民共同承担和支持满足公众健康和社会需要的责任。

预防保健是众多卫生专业人员和消费者团体共同的责任,护士在其中扮演着督促与催化改变的重要角色。具体的伦理要求有:

(1)护士要确保自己有足够的专业教育,使自己能够了解在疾病初级预防、提供资讯、鼓励并教育民众适应健康的生活习惯之责任。

(2)护士要确保自己有足够的专业教育,使自己能够参与次级预防,能够鼓励高危险的个人和家庭接受筛检,并透过提供筛检的信息早期发现疾病。

(3)护士应进行或参与预防保健护理研究,以研讨疾病预防和早期发现、早期预防与减少伤残的干预策略。

第五节　突发公共卫生事件应急处理护理伦理

突发公共卫生事件对于公共健康问题的影响越来越大,随之而来的各种伦理问题,对政府、公众、医护人员均提出新的挑战。护士作为保障病人健康的一线人员,在突发公共卫生事件的状态下面临着更多的风险与责任。培育公众的公共道德和公共观念,以公共伦理构建公共卫生的基石,这也成为护理职业伦理的新范畴。

一、突发公共卫生事件的概念与特点

1. 突发公共卫生事件的概念

突发公共卫生事件是指突然发生,造成或者可能造成社会公众健康严重损害的重大传染病疫情、群体性不明原因疾病、重大食物和职业中毒以及其他严重影响公众健康的事件。

2. 突发公共卫生事件的特点

①成因的多样性;②分布的差异性;③传播的广泛性;④危害的复杂性和严重性;⑤防控的综合性;⑥新发事件不断发生。

二、突发公共卫生事件应急处理特点

护理参与突发公共卫生事件应急处理,必须明确突发公共卫生事件有以下几个特点:

1. 社会性广

突发公共卫生事件发生后,往往会造成人们的心理恐慌,对人们的日常生活、工作和社会交往及稳定带来深远的负面影响。如"汶川大地震"就是一场大型的灾难事件,严重威胁民众的生命健康,而且引起人们的心理恐慌,对当时国内的经济、政治和外交等都带来了深远影响。

2. 群体性宽

突发公共卫生事件中受灾遇难的人数往往比较多,涉及面广,呈群体性。如"非典"事件从有限范围的区域性危机发展成全国性危机直到全球性公共危机。

3. 风险性大

突发公共卫生事件发生后,护士往往是最先进入事件现场的人员之一。由于突发公共卫生事件往往是突如其来、不可预测的,而且可有进一步发展的态势,因此无论是自然灾害、中毒、疫情、安全事故还是群体性不明原因伤害事件,参与现场急救都具有很高的风险性。

4. 时间性紧

突发公共卫生事件发生时,人们往往毫无防备,对事件发生的时间、地点、爆发程度等,都难以准确把握。然而,救治转运工作是否及时、准确,不仅直接影响到病人的安危和高危人群的健康,而且也关系到伤病员的预后及社会的安定。因此,需要护士必须快速判断与决策、紧急救治与转运,有效进行现场控制。

5. 协作性强

突发公共卫生事件的处理需要在政府的领导下,多部门、多专业相互支持和协作。在突发公共卫生事件的应急护理中,护士需要与诸多部门和人员合作,听从现场指挥人员的统一调度,从宏观上最大限度地控制危机,减少损失;从微观上处理好每个现场伤病人员。

6. 责任性重

在突发公共卫生事件中,受害人员的现场检伤分类与救护、安全有效分类转运等一系列措施,是突发公共卫生事件应急处理的重点。由于突发公共卫生事件现场环境复杂多变,护理工作任务艰巨,责任重大。护士不仅要协助医生抢救危重病人,做好伤、病、疫情观察,配合各种手术,做好基础护理和专科护理,同时还要协助疾控中心人员做好采样、检测工作。

三、突发公共卫生事件应急处理的护理伦理要求

1. 敬业奉献

突发公共卫生事件发生后,护士往往身处危险和艰苦的工作和生活环境,有时甚至生命安全受到威胁。这就要求护士具有坚强的毅力、高度的责任心和自我奉献精神。无论是院前现场急救、还是伤病员转运,都需要护士发挥自己的专业技能和聪明才智,尽职尽心、最大限度地冒险救护病人。

2. 尊重科学

面对突发公共卫生事件,护士应坚持实事求是,以科学的态度对待疫情及伤情,积极参与各种突发公共卫生事件的应急预案的制定与实施,科学预测与护理伤病员,从而将伤残程度控制在最低限度。护士要在公众中做好突发公共卫生事件的预防和处理相关知识的健康教育和公众的心理疏导工作,使民众能够以科学的态度对待各种灾难与公共卫生事件,有效提高公众的自我防护能力。

另外,护士也要做好自我防护,避免自身的身心健康问题。因为医护人员是突发公共卫生事件应急处理的主力军,应对过程常常是超负荷工作,承担着极大的安全风险与心理危机。

3. 精诚协作

在应对突发公共卫生事件过程中,护士应与各部门及其他专业人员精诚团结与合作,共同参与突发公共卫生事件的预防、控制、处理及善后安抚等工作。在任何环节,都不能发生相互推诿、敷衍塞责的不道德行为。要尽最大可能做到对病人负责、对公众负责、对社会负责。

4. 一视同仁

应对公共卫生突发事件过程中,公民的个人基本权利应该得到得到公平公正、一视同仁的尊重和保护。护士应充分发挥人道主义思想,深化以善为先的仁爱品质,维护救死扶伤和尊重生命的伦理原则,如对受感染者、疑似感染者、密切接触者,采取隔离、观察、治疗护理等措施时,应提供足够的生活便利和人文关怀,采取有利于其及早治愈和恢复、促进身体健康的措施。

然而,当病人个人利益与社会利益相冲突时,护士应尽可能维护社会公共利益及多数人的生命健康。同时要对个体病人做好解释工作,稳定病人的情绪,以保证公共安全。

(李文利)

思考与练习

【思考题】

如何理解社区护士在三级预防保健与社区护理服务行为中的伦理责任与义务?

【案例分析】

1. 社区王护士去社区居民董伯伯家做家庭访视,进门发现董伯伯的遗像已经挂在墙上,董伯伯已经过世 10 余天。而董伯伯的健康档案里还有他本周的健康记录。

问题:请分析该事件存在哪些伦理问题?

2. 由于社区卫生服务中心有社区居民较为详细的健康资料,社区居民董小姐的母亲患有精神疾患,目前一直在药物控制治疗过程中。社区护士王某为居民进行健康教育时,对董小姐母亲的病例进行了举例分析,并说明了疾病的遗传倾向,导致董小姐择偶困难。

问题:请分析这位护士的行为,违背了哪些伦理原则与要求?

第九章　舒缓照护伦理与死亡伦理

【学习目标】

识记　1. 舒缓照护的概念与伦理意义

　　　2. 脑死亡与安乐死的概念

　　　3. 安乐死的分类与脑死亡标准

理解　1. 舒缓照护的特点与伦理问题

　　　2. 舒缓照护在多元文化中的伦理困境和对策

　　　3. 死亡的伦理意义与安乐死的伦理争议

应用　对肿瘤病房依据舒缓照护的理念和伦理原则进行伦理查房

　　出生与死亡是人生的两个端点，与出生一样，死亡也需要得到悉心照顾。探讨舒缓照护、正确死亡观、死亡标准、安乐死等问题都是当代护理伦理学值得研究的问题。对临终病人实施舒缓照护、做好死亡教育都是临床护理工作的一部分。

第一节　舒缓照护概述与发展现状

一、舒缓照护的概念与特点

1. 舒缓照护的概念

目前，我国已进入老龄化社会，中老年慢性病患者数量日趋上升，癌症也成为重要的致死原因，在这一国情下，舒缓照护(palliative care)已成为我国卫生保健体系自我完善的必然需求。

2002 年世界卫生组织(WHO)对舒缓照护定义为：舒缓照护为一种支持性照护方法，即通过早期识别、积极评估、控制疼痛和缓解其他痛苦症状，如躯体、社会心理和宗教（心灵）的困扰，来预防和缓解身心痛苦，从而改善病人及其亲属的生活质量。

2. 舒缓照护的特点

舒缓照护的特点包括：①服务对象是病人及其家属；②目标是干预疾病进程，提高生活质量;③服务内容是提供全面支持,帮助病人控制和缓解疼痛及其他症状(包括躯体、社会心理和宗教等全方位);④舒缓照护可以和其他延长生命的治疗方式联合运用,而非接受舒缓照护就必须放弃根治性治疗;⑤家属能正确看待病人的疾病过程和离世;⑥承认濒死是一个正常过程,既不可以加速死亡,也不拖延死亡。

二、护士在舒缓照护中的角色作用与服务内容

1. 护士在舒缓照护中的角色作用

①护理病人及其家属;②处理病人及家属的日常生活、生理、心理、社会、精神等方面的问题,并给予支持;③与病人和其他工作人员的合作;④应用管理、指导、安抚、照顾、交流等知识和技巧;⑤培养病人的生活希望;⑥提供舒适;⑦提供移情关系;⑧咨询、临床健康教育、领导作用和从事研究。

2. 舒缓照护的服务内容

舒缓照护的服务内容包括:控制症状、支持病人、支持家属、死亡教育。

(1)控制症状。应用循证证据减轻或消除病人疼痛和其他不适症状。可以通过姑息性放疗、化疗、营养支持、疼痛控制、物理治疗、心理疏导、音乐治疗等辅助治疗与护理手段来缓解病人的症状,增加病人的舒适感。

(2)支持病人。护士依据病人的生理、精神、社会、文化需要,与病人共同制订护理计划,及时反馈护理效果,向病人提供必要的信息来源和社会支持,尊重病人自主权,视病人为有需要、有尊严、有思想的完整个体。

(3)支持家属。家属的负面心理会直接影响到病人的情绪,护士应同情和理解他们,倾听他们的诉求,指导其在病人面前保持良好心态,视病人和家属为一个整体。

(4)死亡教育。护士对病人和家属的死亡教育包括:①疾病的折磨是痛苦的,知道自己不久于人世也是痛苦的,从某种意义上讲,不妨把死亡看作是对这些痛苦的自然解脱方式;②死亡本身并不痛苦;③死亡是人生发展的必然结果,任何人都不能幸免;④既然如此就顺其自然,不要有过多的后顾之忧,亲人会平安生活,未尽事业也会后继有人。

三、舒缓照护的发展历史

舒缓照护是随着临终关怀运动(hospice movement)而产生、发展起来的。伦敦圣克里斯多弗安宁院的 Balfour Mount 教授首次定义"舒缓照护",并于 1975 年在蒙特利尔的 McGill 大学的皇家维多利亚医院首次开展了基于医院的舒缓照护服务。1989 年英国皇家护理学会护理专家组之舒缓照护小组正式采用了"舒缓照护"这一术语。

舒缓照护事业在我国起步较晚,首先是台湾学者谢美娥在 1982 年撰文介绍了舒缓照护。香港九龙圣母医院也在 1982 年首先提出了善终服务,为癌症患者提供适当的辅导和善终照顾。1986 年台湾马偕医院主办了第一次舒缓照护的学术研讨会。我国大陆地区最早的舒缓照护机构,是 1988 年 7 月天津医学院率先成立的第一个"舒缓疗护研究中心";同年10 月上海创办了全国第一家独立的舒缓照护机构"南汇护理院";之后全国各地相继成立了不同类型的舒缓照护机构。

四、国内外舒缓照护的模式

1. 国内舒缓照护的模式

国内舒缓照护的模式主要包括：住院服务、居家探访、日间舒缓服务、顾问医疗队伍、哀伤辅导服务。

（1）住院服务

住院服务按病人具体情况，制订康复计划、辅导和转介；病人出院时，教会家属如何照顾病人及转介居家舒缓服务进行持续的护理；病人去世时，辅导家属面对至亲离世、舒缓丧亲的情绪。

（2）居家探访

为不愿住院的病人在家中提供的服务。对病人生理、心理和社会需求进行评估，定期居家探访，缓解病人及其家属的心理压力和心灵困扰；联络社区资源以协助病人及家属；为丧亲的家属提供辅导服务，协助其走出哀伤。

（3）日间舒缓服务

为非住院病人提供连续的日间舒缓治疗服务。提供康乐及社交活动，促进病人间彼此的支持；协助其提升自助能力，提高生活质量。

（4）顾问医疗队伍

成立一支舒缓医护专职队伍，到各科病房探问终末期病人病情，提供顾问性质的舒缓治疗及护理服务，如症状舒缓、心理辅导、哀伤期服务、义工慰问等。

（5）哀伤辅导服务

对居丧期家属进行哀伤辅导服务，帮助家属接受事实，指导丧亲者表达情绪、缓解压力的方法，顺利度过悲伤期。

2. 国外舒缓照护的模式

部分发达国家舒缓照护的发展比较完善，服务模式多样，主要包括以下四种：

（1）住院患者的舒缓照护

通过多学科专业人员组成的舒缓照护小组，在实践中与院内外的姑息护理团队联合提供服务。为病人提供专业化的舒缓照护，常见护理对象主要是：症状需密切评估及观察的病人；居家环境不适宜养病且家中无人可以照料，选择在医院死亡的病人。

（2）日托护理服务

日托护理服务有社会模式、医学模式、社会医学混合模式。主要提供艺术、私人护理、洗澡、厨艺、保健、按摩、休闲活动等服务。应为癌症病人提供与社会接触认识新朋友的机会，共同享受文化娱乐活动，寻找新的生活意义和目的。

（3）居家舒缓照护

由舒缓照护团队提供咨询服务，如电话咨询、家庭会诊、暂时照顾计划的安排、何时去医院或临终关怀中心、在家庭医生同意下处理疑难问题、为家庭成员提供支持。

（4）居丧支持

居丧支持是舒缓照护不可或缺的一部分，一般由社会工作者和受过训练的志愿者提供支持。

第二节　舒缓照护的伦理意义与伦理问题

一、舒缓照护的伦理意义

1. 充分体现人道主义精神

舒缓照护是在全社会的参与下，为病人提供舒适的环境，运用科学的心理关怀、无微不至的护理来解除病人肉体和精神上的痛苦，优化生命最后阶段的质量，也为家属提供心理支持，减轻精神压力。这些以生命价值和生命质量为宗旨的舒缓照护都是人道主义精神的具体体现。

2. 有利于树立科学死亡观，提升社会文明程度

迷信思想使人们对死亡产生恐惧心理，导致医护人员与家属对病人身心、精神需求的理解多定位于生命的延续和抢救上。但事实上，进入临终阶段的病人大多已治疗无望，一味延续生命而进行无谓的救治只会徒增肉体的痛苦。舒缓照护用各种有效的方法帮助病人正视现实、摆脱恐惧、树立正确死亡观，让他们始终保持人的尊严。同时也对其家属进行支持与安慰，真正体现生命神圣及生命质量、价值的高度统一，也是社会文明进步的表现。

3. 有利于卫生资源的合理分配

社会整体资源和医疗资源都是有限的，合理有效地分配资源已成为不可回避的问题。舒缓照护是为救治无望的患者提供姑息性的、支持性的照护，而非不惜代价延长患者的生命时间。如此，对患者家庭而言，能降低大量不必要的、巨额的医疗费用；对社会而言，可使这些宝贵的医疗资源得到重新分配，用于多数有治愈希望的患者的常规治疗，从而使有限的社会医疗资源获得更大效益。

二、舒缓照护的伦理要求

1. 护理为主，治疗为辅

对于治疗无望的病人，舒缓照护更关注对其实施全面的护理照护为主，运用适当的镇痛治疗、姑息治疗为辅的工作原则。具体措施有：①尊重病人的选择权和自主权，让病人和家属共同参与护理计划。为病人提供有家一般感觉的单人空间。②加强皮肤护理，勤换衣裤，保持床单清洁干净。③保证病人营养供给的同时，注意食物的色、香、味。④鼓励症状控制良好的病人参与一些生命最后阶段的重要活动，如与亲朋好友聊天、听音乐、处理家庭事物等。⑤给予常规的药物及处理以缓解疼痛、便秘、呼吸急促及胸腔积液等症状。⑥注重病人生命质量，让他们有尊严地度过人生最后阶段。

2. 选择适宜方式告知病情

临终前病人会产生一系列心理、生理、精神和情感等各方面的问题。病人通常会经历5个心理反应阶段，即否认期、愤怒期、协议期、忧郁期及接受期。在否认期，病人通常不愿意面对即将面临死亡的事实，总想得到护士的证实。在这种情况下，护士可先将结果告诉家属，让他们了解情况，在做好心理准备的前提下配合医护人员做好病人的抚慰工作。

3. 尊重并善待病人情感宣泄

临终病人会因为面对死亡而恐惧或因为病痛折磨而发生情绪激动、言辞过激的行为,护士需要以宽容的态度理解病人,给予安抚和劝慰。病人可能会以各种形式表达情绪宣泄,护士都应关爱、理解并宽容、尊重、善待病人。

4. 处理好社会和家庭关系

正常人会因亲人、朋友或同事的去世而感到悲伤,护士对病人不断变化的病情应提供及时、清晰、让人能接受的解释。有些家属希望参与病人的护理,护士应给予满足,同时护士需安抚病人的家属及朋友,引导他们节哀顺变,以减轻一些痛苦,并与家属讨论病人死后处理的必须手续及步骤,给整个家庭提供情感上、社会上和精神上的支持。

三、舒缓照护在多元文化中的伦理要求

多元文化护理是指护士根据不同护理对象的世界观、价值观、宗教信仰、生活习惯等采取不同的护理方式,满足不同文化背景下的健康需要的护理活动。由于不同病人的宗教信仰、文化背景、风俗习惯等都大相径庭,因此舒缓照护中需充分融入多元文化护理,辩证施护。

1. 尊重病人的宗教信仰

临终病人渴望通过祷告减轻病痛及心理负担。在舒缓照护中,护士可向临终病人及家属提供经文,布置临时祷告室。病人会因为其信仰、世界观和行为方式得到护士理解与尊重而倍感满意,更积极地配合护理工作。

2. 尊重病人的民族风俗和饮食习惯

不同地域人民有着不同的民族风俗和饮食习惯。比如探病送花时,日本人忌送荷花,因其代表丧葬,而中国人忌送菊花。因此,护士需对病人进行评估,针对不同风俗和饮食习惯给予正确照护。

3. 选择并实施病人需要的民间照顾方式

一些病人对民间传统的保健和治疗方式非常信赖,如肿瘤病人化疗后使用膏方可增加免疫力。若对疾病有特殊意义,护士可根据病人的需求,帮助其选择民间照顾方式提高生存质量。

4. 保护临终病人的隐私

尊重和保护病人的隐私是现代护理的要求。护士在对病人进行操作或对护理信息管理时,应尊重并保护病人隐私。在护理操作时,应劝离病房内无关人员,拉起床帘避免暴露病人身体隐私部位;护士可采用不同符号对一览表及床头卡上病人信息进行标注。

5. 加强病人及家属的心理沟通

护士与不同文化层次的病人及家属交流时,选用不同的方式和技巧。对文化程度较高者,可与其讨论哲学所表达的生死观;对文化程度较低者,可帮助其发现自身价值,提升自我评价,得到心灵上的安慰和满足。

四、舒缓照护中常见的伦理困境与对策

1. 舒缓照护中常见的伦理困境

(1) 传统生死观的影响

国人忌讳死亡,死亡被人所憎恶与恐惧,不愿直面死亡,对死亡及其意义缺乏足够的理性认识和理解,舒缓照护作为生命最后阶段的服务,较难得到患者及家属甚至社会的认同。因此,对待死亡的负面态度使舒缓照护工作陷入了思想、实践的矛盾之中,在某种程度上制约和阻碍舒缓照护的发展。

（2）传统护理观念的影响

作为医务人员的一部分,护理工作惯性地依附医疗工作,仍对临床治疗过度倚重,对于文化和人性缺乏应有的关注,这些都与舒缓照护的理念相矛盾。由于护士知识结构中缺乏心理学、社会医学和死亡教育方面的知识及其他与护理密切相关的人文知识,致使其不能满足舒缓照护的需求,往往会让护士无所适从。

（3）权利与义务的冲突

我国的法律、法规、规章都规定医护人员有告知义务,以保障病人的知情同意权利。医护人员的告知义务与病人的知情权利是对应的权利和义务关系。这种权利得以实现必须以医护人员履行告知义务为前提。而我国大多数人(包括医护人员、家属)不主张告知临终者本人,因此医护人员往往会面临是否满足这些病人病情的知情权的伦理困境。

（4）医疗保障制度的不完善

目前,我国的医疗保障制度远远不能满足民众的医疗需求,同时由于经济和制度的限制,许多舒缓照护的相关内容,如心理护理、家庭护理、生活照顾等均未纳入医保。一些弱势群体,如缺少医保的人群、下岗职工和低收入人群都很难享受到医保的服务费用,从而影响舒缓照护服务的公平性和可及性。

2. 对策

（1）大力开展死亡教育

充分利用大众媒体进行群众性、普及性死亡教育,为广大群众树立正确的死亡观,客观地看待死亡;在医学院校设立相关的专业和课程,加强在职护士的死亡继续教育,端正参与舒缓照护的护士对于死亡的态度,弥补其学校教育的缺如。

（2）对护士开展舒缓照护的教育与培训

我国应重视舒缓照护的专业教育现状与开展,将其专业教育列入教学培养计划,把舒缓照护内容融入高等院校的护理教育课程,尽量为护生提供机会接触舒缓照护的临床实践。

对从事舒缓照护的护士,除了需要掌握基础护理、急救护理外,还应关注多元文化护理、心理护理、相关的法律和规章制度等方面。有关医院或机构应给予从事舒缓照护的护士相关的培训,以提高护士的综合素质,从而更好地胜任这一工作。

（3）争取相关政策和法律支持,扩大舒缓照护医保受益面

将舒缓照护项目纳入医保,其项目应包括临终关怀家庭病房床位费、心理护理费、家庭病床服务费用等;制定舒缓照护服务的纳入标准和服务内容;确定各项目收费标准;并在医保政策中限制无效、过度医疗,扩大舒缓照护的服务对象和医保的覆盖范围。

（4）建立健全"预立照护计划"制度

提倡预立"生前意愿"或"照护计划"的做法,尊重病人的自主权,保证临终病人的权利。预立"生前意愿"或"照护计划"还可以解除病人、家属和医护人员的担忧和顾虑,避免纠纷,使医护人员和家属放下沉重的道德包袱,保证舒缓照护的及时实行。

第三节　死亡伦理

一、死亡的定义及演变

1. 死亡的定义

生与死是人生的两个端点,作为生命必然的归宿,人们从未对死亡(death)问题停止探索。随着医学的进步,人们对于死亡的认知也发生改变。

Black 法学词典认为,死亡是呼吸和心跳不可逆的停止。生物医学观点认为,死亡是人体的细胞、组织、器官乃至全身的功能全部停止;临床医学观点认为,死亡是人体最重要的脏器的功能终止。在临床工作中,会遇到心脏骤停者经心肺复苏而复活的事例。在心脏手术中使用体外循环装置,可使心肺功能暂时可逆地停止,在有限的时间内保护大脑功能。这种心肺功能与脑功能分离的技术对传统心脏呼吸停止的死亡定义提出了挑战。

人具有自我意识,当人脑功能不可逆地停止,必然是自我意识的丧失和人的本质特征的消失。因此,现代医学伦理学对死亡定义为:个体自我生命的终结,是自我意识的丧失,是人的本质特征的消失。

2. 死亡定义的演变

死亡曾被定义为心脏停止跳动或呼吸停止,但心肺复苏和除颤技术的发展对这一定义提出了挑战。大量医学证据发现,个体的死亡不是瞬间发生的,而是一个连续发展的过程。在脑死亡发生后,机体其他器官组织开始相继发生不可逆的死亡,机体处于整体死亡阶段。基于这一客观事实,1959 年法国医学家 P. Mollaret 和 M. Goulon 首次提出"脑死亡"一词。他们指出:凡是被诊断为"昏迷过度"的病人,苏醒可能性几乎为零。自此,"脑死亡"概念进入医学科学的视野。1968 年哈佛大学医学院脑死亡定义审查特别委员会提出将"脑功能不可逆性丧失"作为新的死亡标准,并制定了世界上第一个脑死亡诊断标准。1976 年英国提出判定脑死亡的标准,特别提出了昏迷的原因必须排除低温、药物有毒和内分泌代谢疾病。1980 年我国学者李德祥提出脑死亡应是全脑死亡,从而克服了把大脑死(不可逆昏迷)、脑干死等脑的部分死亡等同于脑死亡的缺陷,由此引发我国脑死亡标准的讨论。

二、死亡的标准

数千年来死亡判定的标准被脑死亡标准彻底颠覆,引发人们对脑死亡及其标准进行深入探索。以下介绍脑死亡"哈佛标准"和我国脑死亡标准。具体内容如下:

1. 脑死亡的"哈佛标准"

美国哈佛医学院于 1968 年首次提出脑死亡临床诊断标准即"哈佛标准"。具体如下:

(1)不可逆的深度昏迷:病人完全丧失对外部刺激和身体内部需求的所有感受能力和反应能力。

(2)自主呼吸停止:人工呼吸时间停止 3 分钟仍无自主呼吸恢复迹象,即不可逆的呼吸停止。

（3）反射消失（主要诱导反射）：瞳孔对光反射、角膜反射、眼运动反射均消失，以及由脑干支配的吞咽、喷嚏、发音、软腭反射等均消失。

（4）脑电波平坦（等电位）。

凡符合以上标准，并在 24 小时或 72 小时内反复测试结果无变化，并排除体温过低（< 32.2℃）或刚服用巴比妥类及其他中枢神经系统抑制剂的情况，即可宣告死亡。

2. 我国脑死亡标准

2003 年中华医学会组织专家讨论并通过了《脑死亡判定标准（成人）（征求意见稿）》和《脑死亡判定技术规范（征求意见稿）》。2009 年，对征求意见稿进行完善与修订，将成年人脑死亡的判定标准规定为：

（1）先决条件：①昏迷原因明确；②排除各种原因的可逆性昏迷。

（2）临床判定：①深昏迷；②脑干反射消失；③无自主呼吸（靠呼吸机维持，自主呼吸激发实验证实无自主呼吸）。以上 3 项必须全部具备。

（3）确认试验：①正中神经短潜伏期体感诱发电位显示 N_9 和（或）N_{13} 存在，P_{14}、N_{18} 和 N_{20} 消失；②脑电图显示电静息；③经颅多普勒超声显示颅内前循环和后循环呈振荡波、尖小收缩波或血流信号消失。以上 3 项中至少 2 项为阳性。

（4）判定时间：临床判定和确认试验结果均符合脑死亡判定标准者可首次判定为脑死亡。首次判定 12 小时后再次审查，结果仍符合脑死亡判定标准者，方可最终确认为脑死亡。

三、死亡的伦理意义

脑死亡问题不仅涉及医学、法律、哲学等多个学科领域，同时也蕴含着丰富的伦理思想，具有深刻的伦理意义。

1. 有利于准确而科学地判定死亡

脑死亡是不可逆的，一旦发生，人的生命本质特征立即消失，意识丧失，不能主动自觉地产生人的行为，不能行使一个社会人的权利和义务。就目前医疗水平而言，真正脑死亡的病人是无法复苏的。因此，脑死亡既是临床死亡，也是社会死亡。脑死亡的标准也减少了因传统死亡标准将某些假死状态如溺水、服毒、触电、服用中枢神经抑制药物误判为死亡。因此，脑死亡标准体现了科学性的伦理价值。

2. 有利于器官移植的顺利开展

随着医学科学的迅速发展，器官移植能使患有心、肝、肾等严重疾病的病人延长生命。但是器官移植实施的过程中存在的最大阻碍是需要获得能够存活的器官。脑组织对缺血缺氧最为敏感。当缺氧还未引起其他器官组织损害或坏死时，脑组织已出现死亡。因此，根据脑死亡标准对供体作出死亡诊断，能及时摘取有用的器官或组织，供器官移植用，提高移植的成功率。这既对器官受体有益，也对器官供体无害，符合功利主义的伦理理论。

3. 有利于合理有效利用卫生资源

纯粹依靠医疗技术维持大脑不可逆转的无意识的植物状态的生命，尽管其心率和呼吸仍存在，但其生命是无价值的，甚至是负价值的。对病人家庭而言，为了延长所谓的"存活"时间，家属花费大量精力和物力。对社会而言，花费在脑死亡患者身上的医疗资源无疑是一种巨大的浪费，影响医疗资源的合理分配。脑死亡标准的确定，使医学不去拖延死亡的过程，有利于卫生资源合理公正的应用。

4. 有利于法律的实施和社会文明的进步

脑死亡标准同样涉及法律与道德问题。现行法律以心肺功能停止作为死亡的判断标准,导致一些案件处理出现了虽然合法但不科学的情况。科学的脑死亡标准的确立,将提供更科学的依据,对预防相关医疗纠纷也有助益。此外,脑死亡标准的确立,有利于对一些传统伦理观念进行更新,树立客观求实的死亡观念,有利于社会文明的进步与发展。

第四节　安乐死与伦理

一、安乐死的定义与分类

1. 安乐死的定义

安乐死(euthanasia)是指对患有不治之症、濒临死亡的病人,当痛苦难以解除时,由病人或其家属提出,经由一定的法律、伦理及科学程序,由医务人员用药物或其他方式,参与实施的提前结束病人生命的临终处置方式。其本质不是决定生与死,而是决定死亡过程的痛苦或安乐状态,其目的是通过人工调节和控制,使死亡过程保持一种理想的状态,尽量使濒死者获得舒适和幸福的感受,维持死亡时的尊严。

2. 安乐死的分类

（1）主动安乐死(active euthanasia)

主动安乐死指对躯体和精神双重痛苦的病人,医务人员在无法挽救其生命的情况下,采取措施主动结束病人的生命或加速其死亡过程。根据病人意愿和执行主体不同,又可分为三类:①自愿—自己执行的主动安乐死。当病人得知疾病已无法根治,为了缩短死亡过程、减少在这个过程中的痛苦,病人根据自己的意愿,并由自己执行,结束自己生命的方式。②自愿—他人执行的主动安乐死。病人难以忍受病痛的折磨,治疗无望的情况下,由病人自己提出,借助某些无痛苦的医学手段或措施主动结束生命的要求,并由他人执行的方式。③非自愿—他人执行的主动安乐死。病人并没有或无法表达安乐死的请求,由医务人员和家属执行的主动安乐死。采取这种主动安乐死,常常以病人的生命不再有意义为前提,或已认定病人若有表达自己意愿的能力或是对自己的行为选择有判断力,一定会表达安乐死的愿望为前提。

（2）被动安乐死(passive euthanasia)

被动安乐死是指对那些确实无法挽救其生命的病人,终止使用维持其生命的治疗措施,使其自行死亡。根据病人是否有安乐死的意愿,可分为两类:①自愿被动安乐死。濒临死亡的病人向家属和医务人员提出以安乐死的方式加速死亡的过程。经医务人员认可,采取停止一切治疗和抢救措施,任其自然死亡。②非自愿被动安乐死。已处昏迷或意识不清的临终病人,在清醒时未提及安乐死的意愿,由家属或其他人员提出建议,对其停止一切治疗和抢救措施,任其自然死亡。

二、安乐死的历史与发展现状

安乐死并非新事物,在史前时代就有加速死亡的措施。在古希腊普遍允许病人及残疾人"自由辞世"。19世纪中叶,蒙克把安乐死看作一种减轻死者不幸的特殊医护措施,但反对加速死亡。1938—1942年,由于纳粹的兴起,希特勒以安乐死的名义杀死了慢性病、精神病病人及异已种族达数百万人,致使安乐死销声匿迹。第二次世界大战后,安乐死立法运动又重新兴起。1967年,美国成立了"安乐死教育基金会"。1976年,在丹麦、瑞典、瑞士、比利时以及意大利等国,涌现出大量志愿安乐死团体。同年,日本东京举行了"安乐死国际会议",在其宣言中强调指出:应当尊重人"生的意义"和"庄严的死"。至1985年,美国已有35个州及哥伦比亚特区在立法会议上通过关于死亡前生效遗嘱的法令,承认在法律上病人有权对自己未来的治疗作出书面指示。在丹麦,1992年10月也颁布并实施了一项有关安乐死的新法。英国某项民意调查表明,72%公民赞成某种情况下的安乐死。法国一项民意测验表明,85%公民赞成安乐死。可见,接受安乐死这一优死方式已成为世界趋势。

荷兰是世界上主动安乐死得到社会承认的唯一国家,其皇家医学会也是世界上唯一支持主动安乐死的医学会。1992年2月,荷兰议会通过了"安乐死法",为解决安乐死这一伦理学难题提供法律依据。荷兰皇家医学会估计,荷兰医生每年实施安乐死500—1000例,大多数是临终病人。荷兰81%的全科医生对病人实施过安乐死。大多数公众支持自愿安乐死,选择自由死亡权利。

安乐死的概念于20世纪中叶传入我国。1986年6月,我国出现了轰动一时的首例"汉中安乐死案件",引发极大关注和热议。1988年在上海召开全国首次安乐死学术研讨会,来自哲学、伦理学、医学、社会学等各领域的专家学者对"安乐死"进行了激烈讨论。自1988年起,几乎每届人大代表都会提出安乐死立法议案,并于1994年成立了中国自愿安乐死协会,却始终无果。

三、安乐死的伦理争议

1. 支持安乐死的观点

(1) 符合人道主义原则

当病人饱受病痛、精神折磨且治愈无望时,一味地延长其生存时间只能延长其遭受痛苦折磨的时间,使其处于"生不如死"的痛苦煎熬之中,既然现有的医学水平无法挽回其生命,与其让病人承受病痛的折磨,不如让其结束生命,实施安乐死以解除其肉体和精神的痛苦,符合人道主义原则。

(2) 符合尊重、自主原则

生命是个人的,人有生的权利,也有选择死的自由。对于生命走到尽头的濒死的病人而言,他们有权利选择安详而舒适的死亡方式。安乐死是人类对生命的理性追求,是社会进步和人类文明的标志。

(3) 符合公益、公正的原则

临床上,经常可以遇到巨额的医疗资源耗费在救治无望而痛苦活着的病人身上,很多应当得到救治的病人却因为医疗资源的短缺而得不到相应救治。这种现象恰恰是对社会公平的蔑视。安乐死的实施,既可避免社会卫生资源的浪费,又可将有限的医疗资源用于能生还的病人身上,充分发挥资源的效率和效益,有利于社会的和谐发展。

2. 反对安乐死的观点

(1) 违背现行法律

我国法律明确规定只有法律部门才能定罪、结束人的生命。而安乐死在我国尚未立法,由医务人员或病人家属来执行安乐死是非法的,等同于杀人。安乐死在未被立法之前实施,易被他人的一些不正当目的所利用,成为变相杀人的途径。

(2) 有悖医护人员救死扶伤的职业道德

救死扶伤是医护人员的天职,传统观念要求医护人员在任何情况下,都应竭尽全力解除病人疾苦,促进和恢复病人健康。而安乐死则是加速病人死亡,违背了传统医德观念。

(3) 导致社会伦理道德滑坡现象

有人认为大多数情况下,安乐死并非是出于同情的选择,而是一种推卸包袱的不道德选择。若安乐死合法化,会让濒死期病人认为自己已经毫无生存价值,而选择安乐死才是高尚的表现,迫使其在良心、责任和义务的压力下选择安乐死,不利于舒缓照护的发展。有学者更担心,一旦安乐死合法化,"杀人"的门槛也就随之降低,给一些别有用心的家属和医生带来可乘之机,借"安乐死"之名,达到不可告人的目的,致使社会伦理道德的滑坡。

(黄 蓉)

思考与练习

【思考题】

1. 请查阅关于舒缓照护的国内外现状的资料,进行小组汇报。

2. 作为护士/护生,你对安乐死持何种态度? 请说明理由。

第十章　护理科研伦理

【学习目标】

识记　1. 护理科研的基本概念及其内容

　　　2. 护理科研伦理准则

理解　1. 护理科研的特点及护理科研伦理的意义

　　　2. 护理科研过程中存在的伦理问题及伦理要求

应用　护理科研伦理准则在护理科研行为中的指导与调节

爱因斯坦说过："仅凭知识和技术并不能给人类的生活带来幸福和尊严。人类完全有理由把高尚的道德标准和价值观的倡导者和力行者置于客观真理的发现者之上。"因此,科研伦理道德是科研活动中一切行为的罗盘。

第一节　护理科研概述

一、护理科研的概念及其目的

1. 护理科研的概念

护理科研就是通过科学的方法,有系统地研究或评价护理问题,并通过研究改进护理工作和提高对病人的护理,即护理科研是用科学的方法探索护理领域的问题,并用以直接或间接地指导护理实践的过程。

2. 护理科研的目的

护理科研的目的是确立现代护理学的概念与模式,发展和深化护理学的理论体系;通过直接实践、总结、分析、比较,发现新的护理方法及证实现行护理方法的可行性;在认识和揭示疾病的发生、发展和转归过程的基础上,提出合理、科学、有效的护理措施和方法,并以此提高护理技术水平,促进人类健康。

护理科研是护理学科发展的支撑点与关键环节,是促进护理学发展的重要动力和保证。凡是与护理工作有关的问题,如促进健康、预防疾病、协助康复和减轻病人痛苦等方面的问题,都属于护理研究的范畴。

二、护理科研的特点及伦理意义

1. 护理科研的特点

护理科研的基本任务是运用实验研究、临床观察、现场调查等方法探索人类的生命本质和规律,认识疾病的发生、发展和转归过程,采取有效的预防、护理等措施达到维护和增进人类健康的目的。护理科研除了具有一般科研的共同特征,如探索性、创造性、继承性、连续性以外,还有其自身的特点。

(1) 研究内容的广泛性

21世纪以来,医疗护理领域呈现出更为广阔的发展前景。研究层次从宏观和微观双向扩展,既包括系统、器官、组织、细胞、分子等微观层面,也包括家庭、社区、社会、生物界等宏观层面。学科体系的精细分科和交叉综合相结合,社会科学、人文科学、自然科学等多学科相互交叉渗透,这些都极大地丰富了护理研究的内容和方向。随着医学科学的发展,医疗护理活动和研究也逐步走向全球化的道路,国与国之间、地域之间的合作日益增多,护士在重视本专业的同时,还应特别关注相关学科的最新发展和动态,必须丰富自身知识,完善自身素质,扩宽研究思路,培养国际视角,树立全面的、综合的、客观的研究态度和理念,才能开展更深层次、更广内涵的研究。

(2) 研究对象的特殊性

护理科研的研究对象是人,人的自然属性和社会属性决定了护理研究对象的特殊性。研究过程和研究成果直接关系到人的身体健康与生命安危,涉及到千家万户的悲欢离合。因而护理科研的内容,从选题设计、成果鉴定到应用,研究人员都应具有很强的预见性和责任心。临床实验研究及应用,不仅要关注近期疗效,还要考虑远期效果;不仅要考虑到对病人治疗护理的实际作用,还要考虑到由此带来的副作用。护理科研对象的特殊性,不仅使科研的难度增加,同时还要求研究者对人们的健康利益极端负责。

(3) 研究实践的艰巨性

护理专业的特点,决定了护理科研任务的艰巨性,使护理科研实践的开展步履维艰,在前进中摸索,在摸索中前进。首先,由于历史的因素、传统观念的偏见,护士受教育程度普遍较低,缺乏开展护理科研的意识和能力,护理科研起步晚,起点低。其次,护理科研管理缺乏系统性和权威性,开展护理科研所需的信息、人力、物力、财力资源得不到有力的保证。再者,护理工作的繁重和超负荷运转,占用了护士大量的时间和精力。因此,护理科研工作者常常需要默默奉献、不怕吃苦、不懈钻研的精神,才能克服种种困难与矛盾,坚定地在科研的道路上走下去。

(4) 研究成果的社会公益性

护理科研的目的和任务,决定了护理科研成果的社会公益性,保证了护理科研成果服务于病人,服务于社会,与人的价值、社会价值相一致。

2. 护理科研伦理的意义

护理科研伦理是关于护理科学研究活动中研究人员与受试者之间,研究人员之间,研究人员与社会之间关系中应遵循的行为准则和规范。它贯穿于护理科研的全过程,是保证研究目标的重要条件,保障研究工作有利于人类健康的基本条件,同时也是护士在科研工作中获得成功的基础与动力。护理科研伦理意义主要表现为以下几个方面：

（1）帮助护理科研工作者端正科研动机，把握科研方向

目的和动机支配着科研人员的一切行为，贯穿于科研过程的始终。护理研究者有了纯正的科研目的和动机，才会不图个人名利，不计较个人得失，勇于探索并献身科研工作。如果将护理研究仅仅作为个人职称晋升、追逐名利的途径，就可能在研究的关键时刻进退失据、迷失方向，或在功成名就之后丧失科研的热情与动力。端正科研动机，急病人之所急，想病人之所想，把解决人类疾病和健康问题放在第一位，才是护理科研的真正动机与方向。

（2）促使护理科研工作者严谨治学，推动护理科研的进步

著名科学家达尔文有一名言："科学就是整理事实，以便从中得出普遍的规律或结论。"实事求是是科学研究必须遵循的底线准则，是科学的生命与灵魂。只有以严肃的科学态度、严谨的科学作风、严格的科学要求、严密的科学方法探索科学的本来面目，才能真正反映客观事物的本质和内涵，保证护士科研能力的提高，护理科研才可稳步推进。

（3）最大限度发掘护士的潜能，陶冶护士的情操

一方面高尚的伦理精神能够极大地调动护士的热情和忠诚，使护士能够正确认识护理职业价值和自我价值，并能够使其勇于突破自我承担护理科研任务。另一方面高尚的科研伦理精神还能陶冶护士的情操，净化其心灵，培养其淡薄名利、谦虚谨慎、无私奉献的科学态度。

（4）是评价、获取和应用护理研究成果的重要前提

社会的进步和医学技术的发展使医学科研的价值出现分裂现象，主要表现为医学发展与医务人员社会责任之间的矛盾；科研成果应用后的正负效应之间的矛盾。因此，需要以科研伦理标准来评价护理科研的成果价值、社会效果和伦理意义的价值，从而保障护理科研的健康进行。护理研究者只有时刻把病人的利益和社会利益放在首位，慎独自省，追求真理，才能确保科研成果真正有利于人类，并能合理地获取和运用。

三、护理科研伦理基本规范

护理科研伦理基本规范是护理科研人员从事科研工作的总向导，从根本上决定着护理科研行为的善与恶，制约和影响着护理科研的思维方式和价值取向。

1. 动机纯正，目的明确

护理科研的根本目的在于寻求增进健康、预防疾病、恢复健康、减轻痛苦的途径和方法，发展护理学理论和技术，为人类健康服务。崇高的目的和纯正的动机是护理科研伦理道德的灵魂，端正科研动机，急病人之所急，想病人之所想，把解决人类疾病和健康问题放在第一位，才是护理科研的真正动机与方向。

2. 尊重科学，实事求是

科学的生命来自于实事求是，科研工作来不得半点虚假。护理科研工作着眼于为人类的健康和社会负责，任何虚假的数据都可能带来严重的危害，甚至危及人的生命。所以必须尊重科学，实事求是。不论是在科研选题阶段还是科研实施阶段中，以及数据处理阶段，每一个程序、每一个步骤都应该严谨治学，尊重事实。

3. 谦虚谨慎，团结协作

现代的护理科研呈现出多学科交叉渗透的特点，社会学、心理学成为护理科研的背景学

科,多科合作逐渐成为护理科研的趋势。不仅如此,随着医学科学的发展,医疗护理活动和研究也逐步走向全球化的道路,国与国之间、地域之间的合作日益增多。护理科研工作者应该谦虚谨慎,团结协作,才能扩宽研究思路,促进护理科研的发展以及人类的进步。

4. 勤于探索,锐意创新

创新是科研的灵魂,不断创新是护理科研工作与护理事业的生存哲学。护理科研工作者不应该墨守成规,而要敢于突破常规,质疑权威,勇于探索护理工作中的问题,改善现有护理理论、方法、技术、流程、管理等方面存在的不合理事实。创新精神和创新思维对护理科研有着重大意义,以创新思维为核心的创造力是护理科研人员重要的素质之一。

5. 不畏艰险,勇于献身

护理科研工作的艰巨性需要从事护理科研的人员全身心投入、耐得住寂寞,需要默默奉献、不怕吃苦、不懈钻研的精神。因为一项科研工作的完成必须经过长时间的拼搏,而且不是每一项研究都能取得预期的成果,失败与成功往往并存。因此,真正的科研永远需要不畏艰险的献身精神。

第二节 护理科研中的伦理问题与伦理要求

护理科研作为一种社会化的科研活动,从立项到实验设计、成果鉴定都必须按规范操作,在研究过程的所有阶段,如数据的采集、记录、分析、解释、共享和贮存,成果的公开和评价等,都应坚持客观、公正、诚实的原则。护理研究者必须了解护理科研中的伦理问题,正视科学研究中的伦理要求,防止科研越轨行为。

一、科研选题与项目申报的伦理问题与伦理要求

1. 选题与申报过程中容易出现的伦理问题

选题是科学研究的起点,是科研人员获取、处理和利用信息确立课题的过程。科研选题首先要回答伦理中"应不应该做"的问题。在选题与申报过程中主要的伦理问题有:①科研人员科研动机不纯,仅选择对自己有利的科研课题,对无名利、难突破、经费有限的课题不予考虑;②为了增加立项通过的可能性,夸大科研项目的理论意义和实用价值;隐匿或忽视科研项目实施后可能存在的负面影响;③选题老套,不敢质疑既存的不合理事实等。

2. 选题与项目申报的伦理要求

(1)科研动机要正当

护理科研人员在确定选题时要符合国家、社会和人民的需要及利益,符合护理学的发展及要求,切不可从狭隘的个人利益出发,甚至为了一己私利而做一些对人类生存和健康无意义甚至有害的研究工作。

(2)尊重客观事实

一方面,科研选题要从实际出发综合全面考虑主观条件和客观因素,如个人和集体的知识结构、能力水平、设备条件、经费、时间、人力等,不可夸大既存事实;另一方面,项目申请时要以客观事实为依据,提供的材料真实可靠。正确的科研选题和立项只有具有充分的科学

性、社会性、新颖性、伦理性，才能使护理科研顺利开展。

（3）选题要有探索性和创造性

创新性是科研工作的特征，科学研究是探索未知、创造新知。对护理工作中既成的不合理事实和理论要敢于怀疑，勇于超越，不可墨守陈规，迷信权威；同时护理科研人员要熟悉和掌握护理学科目前国内外的最新学术发展动态，对护理行业有高瞻远瞩的见解。在科研过程中存在着人类特有的伦理关系及种种须考虑的问题，这就要求创新意识和责任心的完美结合。

二、科研设计的伦理问题与伦理要求

1. 科研设计的伦理问题

科研设计时遇到的最常见的伦理问题是科研设计思路与方法不合理、缺乏严谨性，违反科研的科学性。

2. 科研设计的伦理要求

课题设计要尽量按照统计学的随机、对照和重复三原则来进行，保证实验的严格性、科学性、合理性和可行性。

设计时有实验组和对照组时，最好能做到随机分组，使每个受试者承受危害和享受到的利益机会应平等，要特别注意不要使研究的危害不公平地过分集中在某些研究对象身上。在进行某些改进的护理干预手段的有效性研究时，不能为了得到阳性结果而对实验组的研究对象备加呵护，而对对照组的研究对象则不理睬，人为造成实验误差，这是十分有害的。

三、科研实施过程的伦理问题与伦理要求

1. 研究实施过程中的伦理问题

护理科研在实施过程中主要的伦理问题表现为：①为达目的，任意编造、篡改或拼凑数据，夸大或捏造实验观测结果；②隐瞒事实真相，采用欺骗、诱惑或强迫的手段取得受试者的"同意"，违背了知情同意原则；③科研经费不当使用。

2. 研究实施过程的伦理要求

（1）坚持严肃的态度和严格的要求

科学是老老实实的学问，来不得半点虚假。真实记录实验中的阴性、阳性结果，客观地分析、综合实验所得的各种数据。必须杜绝主观臆造，有目的地扩大、缩小、修改原始数据，随意取舍样本大小，任意去除不利结果，确保科研服从于实验事实等现象。如果科研不从事实出发，就不可能认识和揭示事物本质及其规律，因此必须坚持实事求是，反对弄虚作假。

在研究实施过程中要严格按照设计要求、实验步骤和操作规程进行实验，切实保证实验的数量和质量要求。

（2）遵循受试者知情同意原则，做好安全保密措施

知情同意包括"知情"和"同意"两个方面，即让研究对象知晓和明了与研究项目有关的必要信息（知情）后，研究对象自主同意参与该项研究（同意）。对精神障碍者、神志不清者、临终病人、婴儿及儿童等无行为能力者，其同意权由法定监护人或代理人行使。如果研究对象不愿意参与研究或中途退出，不能因此受到治疗和护理上的任何影响和不良待遇。

（3）制定科研经费的管理和监督制度，保证科研经费正当使用、去向明确。

四、科研论文发表的伦理问题与伦理要求

1. 科研论文发表中的伦理问题

科研论文发表中存在的伦理问题表现为：①将尚不成熟、可信性和可靠性不高的成果提前发表，以获取优先权；②汲取和应用前人或他人的劳动成果时，不予注明出处；③论文署名时未依据研究贡献大小安排次序，或将署名作为"人情"或交易；④论文撰写不能以真实的研究为基础，为了晋升职称等个人利益而抄袭、窃取他人成果，为发表文章疏通门路，甚至买卖文章。

2. 科研论文发表的伦理要求

(1) 尊重研究真实结果

在总结实验、撰写研究论文时，要以真实的研究结果为基础，通过归纳、演绎、分析、综合和科学抽象，推导出真实可靠的结论，决不能凭空杜撰；要严格保存原始实验资料，反复核实，慎重报告研究结果。

(2) 尊重他人劳动成果

在论文写作过程中，研究者难免要参考借鉴前人和他人的研究成果。在汲取和引用他人研究成果或著作时，应注明文献出处；对其他作出贡献或提供有益帮助的人要在论文结尾处进行致谢。

(3) 根据科研贡献大小署名排序

论文作者署名要依据科研贡献大小的实际情况排序，不应该以参与研究人员的职位高低或资历高低为标准。主要参加者和主要指导者应排列首位，未参加者不应该享有科研成果。

(4) 严格规范论文发表程序，杜绝抄袭剽窃和杜撰科研论文等不正当行为。

五、科研成果鉴定及应用的伦理问题与伦理要求

1. 科研成果鉴定及应用的伦理问题

(1) 科研成果进行同行的鉴定或资助部门验收的时候，只聘请关系亲近的、同自己观点一致的评议人，或用各种手段收买评议人等。

(2) 评议人由于偏见或利益冲突，刻意贬低或夸大研究价值，作出不切实际的评议结果，如随意加上"国内首创"、"国际领先"、"填补空白"等评语。

(3) 未经严格检验和同行评议，立即通过新闻媒介对科研成果加以夸张的宣传，以便快速地获取直接的经济利益或荣誉。

2. 科研成果鉴定与应用的伦理要求

(1) 尊重事实

护理科研成果最终都直接或间接地应用于人的身上，护理成果应用是科研活动的最终的价值体现。因此，成果鉴定和应用必须尊重科学，实事求是。科研人员应提供真实、可靠的资料供评议人员审核评价，严防捏造事实或夸大推广效果。

(2) 杜绝不正之风

在科研成果鉴定和应用中，评议双方应不谋私利，把造福人类的伦理选择放在第一位，坚决杜绝不正之风。评议人员要严格按照成果鉴定或验收的程序，实事求是，正确、客观、公

正地评议科研成果。

（万宏伟）

第三节　人体试验的伦理问题

一、人体试验的含义及其意义

1. 人体试验的含义

人体试验是以人体作为研究对象,用人为的实验手段,有控制地对研究对象进行观察和研究的科学实践。

2. 人体试验的意义

为了维护人类的生命健康,任何科学新技术、新药物,不管已重复了多少次动物实验,在进入临床应用之前,必须经过规范的人体试验阶段,确定其是否有效及毒副作用的大小,确定是否安全无害,能否在临床中应用推广。

从医学发展的历史来看,医学的进步与人体试验的开展和研究密不可分。人体试验的积极意义主要表现为:①受试者本人可以通过参加试验直接受益。②对医学事业的发展有促进作用。③给社会带来福音。④推动医药的开发和利用。

二、人体试验的类型

人体试验根据不同的标准可以分为不同的类型,具体为以下6种类型。

1. 天然试验。试验的发生、发展和后果是一种自然演变的过程,不以科研人员的意志为转移,因而多是回顾性的,有人也将其称为天然后果总结试验。例如:非人为因素导致的鼠疫流行后,研究人员对当次鼠疫的原因进行调查和分析,以总结经验教训、制定预防和治疗措施的研究。由于天然试验是对自然过程的总结,因此不存在道德或伦理的问题。

2. 自体试验。自体试验是自愿试验的一种特殊形式,是医务工作者为了获得医学信息和探索反应,自愿在自己身体上进行的试验。自体试验具有很高的道德价值,因为它反映了医护工作者对人类健康事业的献身精神。中国古书就留有这样的记载,"神农氏尝百草之滋味,一日而遭七十毒"(《淮南子·修务训》)。

3. 自愿试验。自愿试验是受试者在一定社会和经济目的支配下自愿参加的试验。对于此类受试者,研究人员应给予充分知情同意、理解和支持。

4. 强迫性试验。强迫试验是指违背受试者的意志,通过政治或暴力、威胁手段,强迫受试者参加的人体试验。日本侵华期间,成立的"731"部队就曾在我国东北地区将当地居民、游击队员、战俘等活人进行灭绝人性的活体试验、活体解剖试验就属于这一类。强迫试验违背人道,这种类型的所谓研究在道德评判上将永远显示负价值,是对神圣医学科学事业的亵渎。人类应该永远记住医学历史上这些黑暗的片段,坚决杜绝,决不能让其死灰复燃。

5. 欺骗性试验。欺骗性试验是指为了达到试验目的,利用欺骗、隐瞒的手段在受试者身上进行人体试验。这种试验违背了医学伦理学中知情同意的原则,是不道德甚至是违法的行为。值得注意的是,无论是国内还是国外,目前仍然存在这类试验行为。

三、人体试验面临的伦理问题

1. 试验对象选择中的伦理问题

人体试验的研究对象,根据医学科学研究的目的和设计不同,可能是病人或健康人,也可能是成年人或儿童,甚至是患有心理疾病的人或者监狱中的犯人、养老院的老年人等,如何科学选择受试者才能既符合试验要求又避免伦理冲突,是值得每一位医学科学工作者深思的问题。

2. 参与研究人员的动机问题

(1) 研究者的研究动机。虽然大多数情况下,医护人员施行人体试验的动机是善良的,其试验目的主要是为了探索医护领域的新技术、新方法、新药物,以求造福于病人,但仍有少部分研究者开展人体试验的动机并不完全单纯。

(2) 受试者的动机。对接受试验的受试者而言,大多数受试者是自愿、无偿接受非治疗性人体试验的,虽最终的结果在于验证某些新技术、新药物的治疗效果,帮助更广大的人群免除疾苦。但有些受试者接受人体试验的动机可能是物质上的报酬,这些物质上的利益极可能影响到其个人的自由意志,促使他(她)们答应参加原本不愿参加的试验,而这种利诱的动机,很可能导致受试者隐瞒自身的健康状况而导致不该出现的损伤,或致使研究结果获得不理想的结果。

3. 征求同意的伦理问题

实行人体试验前必须征求受试者的同意,这既是伦理学所要求,也是"医疗法"的明文规定。然而在实际执行时,知情与同意往往得不到真正的实施。因为普通的受试者并不完全了解医学,不一定能完全理解试验的目的及危险性,研究者常常为了获得受试者的同意,对试验情况讲解不清或有意略加隐瞒

4. 双盲研究中涉及的伦理问题

设置对照与双盲试验是人体研究科学性的特殊需求。在双盲对照试验中常常可能出现的伦理问题是:①如果试验性治疗已被认定对某疾病具有较好的确切疗效,而接受标准治疗的病人病情出现恶化,是否应及时停止其标准治疗,而改用试验性治疗,以挽救病人的生命?②接受试验性治疗组的病人,当其病情出现恶化时是否也应停止试验性治疗,而改为标准治疗? ③病人在试验过程中,如果其身心状态已觉得不可能继续下去,是否可以自由地要求停止试验。

应当指出的是,双盲法和人体试验的知情同意原则并不矛盾,从根本意义上说,知情同意是为保护受试者的利益不受侵害,双盲法同样也是以受试者利益不受侵害为前提,因此,处理得当的双盲法研究是符合伦理的。

四、人体试验的伦理要求

1. 人体试验必须要严格执行国家相关法律法规

《中华人民共和国执业医师法》、《中华人民共和国传染病防治法》、《中华人民共和国药品管理法》等法律法规是我们开展人体试验的法律依据,必须严格执行,只有依法开展人体试验,才是合法也是符合伦理要求的。

2. 人体试验还必须遵守伦理规范准则

国际上具有普遍指导意义的几个准则有：《纽伦堡法典》《赫尔辛基宣言》《贝尔蒙报告》《以人为实验对象的生物医学研究的国际伦理学指南》。

我国的伦理准则有：《药品临床试验管理规范》（GCP）、《涉及人体的医学科学技术研究管理办法》等。

3. 人体试验必须严格遵守基本伦理原则

（1）有益的原则

有益的原则是指维护研究参与者的利益，这是生物医学研究中应首先考虑的一项重要原则，尤其要强调有益原则中最重要的不伤害原则。

该原则包括以下几个层面：①避免伤害。指研究对象在参与研究的过程中不可受到伤害。②免于被剥削。是指在研究中应保护参与者，不让他们的利益受到损害或避免使之处于未被清楚告之或未准备就绪的状态。③研究获益。研究者应尽量告知参与者，参与该研究对他个人的益处、对社会的贡献，以增强参与者参与研究的意愿。④风险/受益比。在目前的医学实践和医学研究中，大多数预防、诊断和治疗方法均包含风险和负担。因此，在决定研究计划的同时，研究者应多方权衡该研究可能带来的风险与利益，尽可能减少风险并增大利益。若是发现参与者所承受的风险、代价大于利益，那么研究者应放弃该研究或重新修改研究计划。

（2）尊重自主原则

人体研究应当充分尊重人的生命、健康、隐私与人格等固有的尊严、人权和基本自由；应当以维护参与者的利益高于单纯的科学或社会利益为原则。该原则包含了自主的权力与完全了解研究的权力。①自主的权力。自主的原则说明参与者完全有自己决定是否参与研究，并具有免于因此而受到伤害的权力。②完全了解研究的权利。所谓完全了解是指研究者应将研究的目的、性质、过程、参与者可拒绝参与研究的权利、研究者的职责以及参与者可能遭受到的风险、利益等对参与者做一个完整而清楚的说明。

（3）公正的原则

公正的原则是指在人人平等原则的指导下，确保所有人得到公正与公平的对待以及对利益与风险作出公平的分配。该原则包含了参与者有权力接受同等待遇以及保有隐私的权力。①同等对待。参与者有权利在参与研究时获得与研究前、后同样的待遇。②隐私权。指尊重参与者的隐私、并为参与者的个人信息保密。研究者必须在整个研究过程中尽可能保守参与者的隐私，参与者有权利确保其所提供的信息获得绝对保密，可采用匿名的方式或提供保密的承诺来实现保密目的。

五、人体试验的伦理审查程序

伦理委员会应建立可公开的伦理审查标准程序。人体试验的伦理审查程序是：

1. 申请

研究者或申办者向实施人体试验的机构伦理委员会提出书面申请，递交人体试验伦理审查必须的资料。

（1）伦理审查申请表；

（2）研究者和机构的合法资质证明和研究项目批准文件；

（3）研究方案和相关资料，包括保险证明等文件；

（4）受试者知情同意书；

（5）所需其它材料。

2. 审查

按照国际惯例，伦理审查委员会的成员组成必须符合规范，应包括医疗卫生工作者、护士、律师、伦理学家和社会工作者等多方人士，以确保全面、充分地审议提交的科研设计；委员会应由男、女成员共同组成；由于伦理委员会常常需要审议一些针对特殊疾病的研究，必要时可邀请相关专家作为独立委员参加讨论，但无投票权。伦理委员会审查过程要求如下：

（1）独立性。伦理审查委员会必须独立于研究者和主办者，不受政治、机构、专业及市场的影响，不能、也无法从研究中获得任何直接、间接地经济和物质利益。

（2）恰当性。伦理审查委员会的组成、工作程序以及在作出评估和决定时，要合乎要求和恰如其分。

（3）及时性。对申请审查的研究项目要进行及时的审查，并给予及时反馈。

（4）有效性。伦理审查工作要体现出其应具备的能力并卓有成效。

3. 决定

伦理审查决定的形式有会议和快速审查两种。

在申请材料齐全，到会人数符合法定规定，有充分的时间按审查程序和审查要点进行审查，除伦理委员会成员和工作人员以外的其他人员离场的情况下，伦理委员会才可作出决定。如果存在利益冲突，与此有关的委员应从决策程序的会议上退出，将这种冲突向伦理委员会主席说明，并记录在会议纪要中。

只有参与审查的伦理委员会成员才有决定权，并以事先确定的方法作出决定。审查决定可以是：同意，作必要的修正后同意，不同意，终止或暂停已批准的试验。同意票应超过法定到会人数的半数，决定方有效。如果是条件性的决定，应提出修改的明确建议，以及对申请重新审查程序的详细说明。如果是否定性的决定，应明确陈述理由。

4. 决定传达

（1）伦理审查委员会作出的决定应以书面的形式按伦理委员会的程序传达给申请者。

（2）如果是肯定性决定，申请者应签署一项责任声明，确认接受伦理委员会提出的任何要求。

（3）如属条件性决定，伦理委员会的任何要求，包括要求申请人补充材料或修改文件的建议和期限，申请重新审查的程序，也应传达给申请者。

（4）如为否定性决定，明确说明作出否定性决定的理由。

5. 跟踪审查

对申请书审查结束并给予批准后，伦理委员会还必须建设随访程序，来跟踪所有取得肯定决定的研究进度，直到该项目结束为止。

当发生如下情况，研究者都应及时向伦理委员会报告，重新审查：①该研究方案的修改可能会影响受试者权利、安全和（或）福利，或影响研究的执行；②与进行的研究或研究产品有关的、严重的和意外的有害事件，与研究员、资助者和法律机构的反应；③任何可能影响研究受益/风险比的事件或新消息。

随访评审的决定应发布并传达给申请者，说明对伦理委员会最初决定的更改、暂停、终止,或肯定原决定仍有效。在研究提前暂停、终止的情况下,申请者应通知伦理委员会暂停或终止的原因;提前暂停或终止的研究所取得的结果的总结应通知伦理委员会。

6. 文件和档案

伦理委员会的所有文件和通信都应按书面程序注明日期、建档并存档,要求有说明使用和取走不同文件、文档和档案的程序(包括授权人)。一般文件存档至少到研究结束后的5年。

六、护士在人体试验中的伦理责任

参与人体试验研究已是护士不可回避的现实工作之一,护士在参与人体试验中应遵守的以下伦理要求:

1. 加强我国关于人体试验的法律法规的学习,掌握 GCP 规范要求和国际相关伦理法规。

2. 认真参加规范化的培训,掌握人体试验中各类人员的职责、义务、权利、分工、SOP,了解护士在人体试验中的责任,并且必须获得 GCP 培训资格证书。

3. 在参与人体试验中的个案中,护士要了解掌握试验的方案,严格遵守操作规程,认真履行知情同意原则,参与严重不良事件 SAE 的观察与处理。

4. 如果护士主持一项人体试验研究,在科学制定试验方案的同时要兼顾伦理原则。研究实施前必须提交伦理审查委员审查,批准同意后才能开展研究。

5. 在参与或主持某一项人体试验过程中,护士要自觉遵守保密、知情同意等伦理原则。

(徐菊华)

思考与练习

【思考题】

1. 目前社会中存在的转基因食品是否违背自然规律、触犯伦理问题?

2. 护理科研过程中出现的伦理问题与法律、社会和宗教等其他问题交织时,应当作出怎样的伦理决策。

3. 人体研究的研究对象选择有哪些伦理要求? 囚犯是否可被选为研究对象? 为什么?

【案例分析】

某教学医院的内科病房,接受了某药厂新型药物临床观察任务,该药主要通过对机体免疫功能调节作用来提高肝脏的解毒功能。根据临床药物的观察原则,选择受试对象的标准之一是确诊为肝功能衰弱并停用降氨药物治疗一周的患者。为此,医护人员产生了不同的看法。

请从人体研究的伦理原则来分析此案例。

第十一章 器官移植技术伦理

【学习目标】

识记　1. 器官移植、活体器官、尸体器官、自愿捐献、推定同意等基本概念
　　　2. 器官移植的含义、来源与获取方式
理解　器官移植的伦理原则与主要伦理问题
应用　运用所学伦理原则处理器官移植中存在的伦理问题

第一节　器官移植概述

一、器官移植的含义

器官移植是用具有完好功能的器官置换由于疾病等原因损坏而无法医治的同类脏器，以治疗疾病、挽救生命的一项高新医学技术。

器官移植的分类：根据移植部位的异同可分为原位移植和异位移植；根据受体与供体之间的关系可以分为自体移植和异体移植；根据器官来源物种的异同可分为同种移植和异种移植。

二、器官移植的发展

器官移植的发展先后经历了幻想阶段、实验阶段和临床阶段。

1. 幻想阶段

自远古时代开始，器官移植的想法就存在。在西方，《创世纪》中有上帝用亚当的肋骨创造夏娃的故事。在东方，古代文献《列子》中也有神医扁鹊给两位病人做心脏交换手术，二人均痊愈回家的传说。埃及金字塔边的斯芬克司狮身人面像，传说中这个吃人怪兽是被古希腊英雄俄狄浦斯揭开谜底之后而被移植上人头的。古希腊诗人荷马也曾描述过狮头羊身蛇尾的嵌合体。

2. 实验阶段

19 世纪的欧洲，人们为了实现用正常完好的器官来替换功能低下的器官的愿望，进行

了器官移植的实验研究。1905年，美籍法国学者阿利克西斯·卡雷尔（A. Carrell）发明了血管缝合技术，把一只小狗的心脏移植到了大狗颈部，他作为器官移植的先驱而获得1912年诺贝尔医学奖。但此后的器官移植因为宿主排斥的原因都没能长期存活，实验断断续续。

3. 临床阶段

1954年，约瑟夫·默里（Joseph Murray）在波士顿首次为一对同卵双生子进行了世界上第一例人体肾移植手术。1956年美国西雅图的唐奈·托马斯（E. Donnall Thomas）成功地进行了首例骨髓移植手术，使大部分白血病患者看到了治愈的希望。默里和托马斯的开拓性研究和革命性成就开辟了器官移植的新时代。1967年12月南非开普敦的巴纳德（C. Barnard）成功完成了世界上第一例人体心脏移植手术；1982年12月美国医生德夫里斯（W. DeVries）为一位退休医生克拉克植入了一颗永久性人工心脏。随着器官移植技术的不断提高和对抗器官移植免疫排斥反应的高效免疫抑制剂的问世，器官移植的成功率已大大增加。

我国器官移植始于20世纪60年代，虽然起步较晚，但进展较快。首例器官移植是1960年由吴阶平教授实施的肾移植手术，1974年成功移植了第一例肾脏，1978年成功移植了第一例肝脏和第一例心脏，1979年卫生部与同济医科大学联合成立了中国第一个器官移植研究所，建立了器官移植登记处，拥有了一大批优秀的器官移植专家。20世纪80年代后，已陆续开展了肾、肝、心、肺、胰腺、胰岛、睾丸、胸膜等器官的移植及相关器官的联合移植。目前我国已开展了国际所有的临床和实验性器官移植类型，年均器官移植手术不但在数量上仅次于美国，居世界第二位，器官移植患者的年生存率也属全球领先水平。我国肝脏器官移植患者的一年生存率约为87%，三年生存率在80%左右。全国已有165家公立医院获得开展器官移植手术的资质。

三、器官移植的来源与获取方式

器官移植中最关键的问题是器官来源，供体器官来源不足已成为影响和阻碍开展器官移植的最大难题。据WHO统计数据显示，全世界需要紧急器官移植手术病人数量与捐献人体器官的数量比为20∶1，这个数字并不包括靠药物维持可以等待但又必须接受器官移植手术的病人。目前可供器官移植的供体有六类：活体器官、尸体器官、胎儿器官、异种器官、人工器官和克隆器官。获取这些器官的方式主要包括自愿捐献、推定同意和器官商品化。

1. 器官来源

（1）活体器官

活体器官捐献是从有生命的供体身上摘取某一成双器官中的一个或某一器官的一部分供器官移植使用。捐献的活体器官以肾脏最多，其次为部分肝脏。按供受者的血缘关系，可将器官供者分为亲属供者和非亲属供者两大类，一般亲属供者移植组织配型好，成活率高。活体器官移植前必须遵守严格的科学标准和伦理学标准。

（2）尸体器官

尸体器官是指从已经确认死亡的人体身上摘取的器官。尸体器官是器官移植供体的主要来源，在我国占器官移植总数的97%以上。尸体器官用于器官移植中是最没有伦理学争议的，但是在获取尸体器官时依然要遵守科学标准和伦理学标准，在我国由于受到传统文化和死亡标准的影响，导致自愿捐献和可用的尸体器官的数量远远不能满足需要。

（3）胎儿器官

胎儿器官指利用不能存活的或属于淘汰的活胎或死胎的器官或细胞。胎儿器官移植取材容易，机体免疫排斥反应轻微，用于移植的成功可能性大，胎儿器官移植因其独有的优点而被器官移植医生所亲赖。胎儿器官、组织及细胞移植正在成为治疗帕金森病、糖尿病、再生性障碍性贫血和某些癌症的重要治疗手段等。

（4）异种器官

异种器官移植是以某一物种的细胞、组织、器官作为代替物移植到另一物种体内。由于活体器官和尸体器官来源紧张或不足，大量患者在等待供体中死亡，于是人们开始研究能否把动物作为选择的供体。最早的异种器官移植是 1905 年医生将兔的肾脏移植给一个肾衰竭的儿童，术后移植肾功能良好，但患儿 16 天后死于肺部感染。1963 年美国的一位病人移植了猴子的肾脏，存活 9 个月。1992 年美国匹兹堡大学医疗中心为一名肝脏坏死的男子移植了狒狒的肝脏，取得成功，然而该病人两个月后死于感染。异种器官移植缓解了同种器官移植紧缺的矛盾，也不会存在同种器官移植的伦理学问题。异种移植要成为临床应用仍面临诸多困难，但转基因和克隆技术的不断进步为异种器官移植研究开辟了新的途径。

（5）人工器官

人工器官，又称人造器官，是指采用高分子材料制成的暂时或永久性地替代已丧失功能的人体脏器的机械装置。使用较广泛的人工器官有：人工关节、人造眼、人造肢体等。人工器官的使用在供体选择伦理学方面得到了认可，如何发明生产出符合人类需要的、可靠的人工器官是器官移植领域应考虑的关键问题。

（6）克隆器官

克隆器官移植，又称"治疗性克隆"，是将克隆与组织工程学等技术结合临床运用的器官移植的新方法，最终目的是解决人体器官移植供体的来源问题。治疗性克隆应用得当是可以造福人类的，但因其涉及人类体细胞转移和胚胎干细胞的扩增，如果存在失误将对人类社会造成难以挽回和不可估量的损失，也引起了诸如"胚胎是否为人"、"克隆器官有悖人的尊严"等伦理争议。

2. 移植器官的获取方式

（1）自愿捐献

自愿捐献包括活体器官捐献和尸体器官捐献。活体器官捐献必须要在捐献者自愿并且是在没有任何威逼利诱情况下的自觉同意。尸体器官捐献是指死者生前自愿或死后由其近亲属自愿将遗体组织或器官捐献给他人。自愿捐献是世界各国收集人体器官的首选方式。由于受到文化传统、价值观念的影响，世界各国尸体器官捐献的情况各有异同，欧美国家的尸体器官捐赠较好，英国、美国、阿根廷都是较好开展器官自愿捐献的国家。在我国，自 2007 年 5 月国务院颁布《人体器官移植条例》以来，我国人体器官移植工作逐步走上法制化、规范化轨道。2010 年，原卫生部联合中国红十字会总会启动了人体器官捐献试点工作，取得了积极的进展。截至 2013 年 8 月 9 日，共实现捐献 1006 例，捐献大器官 2742 个。

（2）推定同意

推定同意，又称法定捐献，是指由政府授权给医生，允许他们在尸体上收集所需的组织和器官。推定同意分两种形式：一种是国家和法律授权医生摘取有用的组织或器官，而不考虑死者及亲属的意愿；另一种是法律推定，即如果没有死者本人或家庭成员特殊声明或登记表示不愿捐献时,医生就可以进行组织或器官的摘取。推定同意的推行,需要有适宜的文化传统、民族习惯、经济发展水平及社会道德伦理观念和配套制度在内的一系列制度作为支撑。西方许多国家如丹麦、比利时、芬兰、丹麦、瑞典、挪威等国家都已对推定同意进行了国家立法。

（3）器官商品化

由于活体器官供体的短缺,器官商品化就成了实现器官捐赠无可奈何的一种补充方式。这种补偿形式虽然对于受体来说是有利的,但是它却带来了更多的伦理争议。将人体作为商品进行买卖交易是对人类尊严的亵渎和侮辱,也不符合社会道德和法制原则。器官的所有权属于自己,但并不是就可以进行器官买卖。非法利益的驱动使器官商品化也引发了许多犯罪案件。

许多西方国家法律明令禁止器官买卖,美国国会于 1984 年通过的《全国器官移植法》中规定禁止购买器官移植所用的人体器官,参与买卖器官的人可能被处以 5 万美元的罚款。《人权与生物医学欧州理事会公约》中第 21 条规定:不得基于人体及人体的任何部分主张任何金钱利益。我国也制定了相关法律法规禁止器官商品化,2006 年 3 月 16 日,卫生部颁布了我国有关人体器官移植的第一个规定《人体器官移植技术临床应用管理暂行规定》,规定中禁止一切形式的器官买卖等。2013 年最新出台的《人体捐献器官获取与分配管理规定(试行)》中第二十二条(八)中涉嫌买卖捐献器官或者从事与买卖捐献器官有关活动,涉嫌构成犯罪的,依照《刑法修正案(八)》、《人体器官移植条例》等法律法规规定,移交公安机关和司法部门查处。

第二节　器官移植的伦理问题和原则

器官移植作为 20 世纪出现的一项高新医学技术,挽救了无数面临死亡的病人,但在器官移植技术发展过程中,涉及到的诸多伦理问题,都需要社会和医学界积极面对和深入思考,依据科学、法律和伦理原则综合分析、正确抉择。

一、器官移植的主要伦理问题

1. 器官供体引发的伦理学问题

（1）活体器官捐献的伦理问题

自愿捐献的伦理合理性在于强调了自愿和知情同意的前提下的利他目的。活体器官捐献的原则是不危及供体的生命和健康。活体器官捐献的伦理学问题是风险受益比的评估问题。在伦理学上,不允许因为挽救一个人的生命而牺牲另外一个人的健康与生命。因此,必须依照公认的医学科学标准,进行综合风险与利益的评估。只有在利益远大于风险的情况下,并且是捐献者完全自愿的情况下进行的活体器官捐献才是伦理学上可以认可的。活体器官捐献是一种高尚的利他伦理行为,这种"救人博爱"的精神值得提倡,但医务人员必须充分遵守医学科学和伦理的原则而抉择。

（2）尸体器官捐献的伦理问题

① 尸体器官捐献最关键的伦理学问题是知情同意,只有捐献者生前知情且出于自愿同

意死后捐献器官或近亲属同意才符合伦理学要求。

② 在我国,由于受传统观念影响,"身体发肤,受之父母,不敢毁伤,孝之始也",死后自愿捐献器官和同意捐献亲属器官的人微乎其微。

③ 脑死亡标准是对过去心肺死亡标准的精确化,有利于器官移植,在供体数量和质量上可有较大改善。但我国目前尚缺乏脑死亡标准和脑死亡立法,也缺乏学术界乃至公众对脑死亡概念的深入讨论,这使得尸体器官来源受到很大限制,大量器官被浪费掉。

④ 关于死刑犯处决后器官的利用问题一直在引起人们的争论,认为利用死刑犯器官既可以解决供体器官紧缺的问题,又可以给予死刑犯赎罪和回报社会的机会。但是死刑犯处于弱势地位,确认其自愿的知情同意是很困难的问题。因此建议应从伦理学的角度审视,尊重死刑犯对自身器官捐献知情同意权。

死后捐献器官是一种利国利民的利他行为,在伦理道德上应该推崇。

2. 器官分配带来的伦理问题

(1) 器官是一种稀有的卫生资源,因此不可能按需分配。器官分配中的伦理学问题主要有宏观分配与微观分配的公平、公正问题。受体选择上我国主要依据三个标准:

① 医学标准。医务人员要根据医学发展水平和自身技能水平所能达到的判断标准,主要有适应证和禁忌证。

② 社会标准。要考虑病人对社会的贡献和价值以及在家庭中的地位和作用等。

③ 个人和社会的应付能力标准。如病人配合治疗的能力、家庭生活环境、经济条件、社会支持能力等。

(2) 器官移植是救命的技术,而不应该是用来赚钱的技术。如果仅依据支付能力来分配器官这种稀缺资源,造成器官移植这种技术仅能为富人享有,将穷人排除在外,这是不公正的。政府、社会、医疗机构有责任使穷人也能得到这种技术服务。

(3) 在器官分配的合理程序上,一些国家已经有相应的人体器官移植协调机构和器官分配网络体系,按照申请先后、病情轻重,以及距离远近等原则,全国统一认可或者按一定区域划分来分配捐献器官。我国已组织研发了中国人体器官分配与共享系统,此系统严格地遵循器官分配的政策,以技术手段来最大限度地排除和监控人为因素的干扰,以病人病情的紧急程度和供受体器官匹配的程度等国际公认的医学需要、医学指标来对病人进行排序,实行自动化的器官匹配。

(4) 我国政府和卫生行政部门已经高度关注到在器官移植中存在的问题,国家卫计委制定的《人体捐献器官获取与分配管理规定(试行)》已于 2013 年 9 月 1 日实施,其中明确规定了捐献器官的分配问题,保证了器官分配的公平、公正、公开。

虽然器官移植引发的伦理学争议和难题在一定程度上阻碍了这项高新技术的发展,但随着科学技术的发展,人们伦理观念的不断更新以及相关法律法规的建立与实施,器官移植一定会成为造福于全人类的医疗技术。

二、器官移植遵循的伦理原则

1. 尊重原则

在器官移植过程中,涉及到对器官供体和受体双方生命权、健康权、身体权、遗体权、隐私权及名誉权等人格权的尊重和维护。

（1）遵循知情同意原则

这是器官移植中的前提条件和最基本原则。

对于受体而言，"知情"包括病人在移植器官之前有权了解器官来源，了解可供选择的医疗方案的利弊和风险，了解器官移植的程序等，并基于对信息的全面了解作出最终选择；"同意"包括病人有权接受或拒绝器官移植，也包括病人对治疗过程中积极配合和对医生的自由委托。

对于供体来说，"知情"的内容包括：器官用途；捐献器官对于供者健康的影响；手术的风险；器官移植的程序及死亡的判定标准等。"同意"就是强调自愿，供体必须是自由同意捐献，没有受到任何形式的胁迫、操纵或限制的完全自愿。尸体器官捐献，一定要有生前自愿捐献的书面或口头遗嘱或近亲属的同意。

（2）遵循保密原则

器官移植实施中，必须保守受者和供者双方个人的秘密，注意对其隐私权的保护，不得任意传播扩散供体与受体的秘密，也要防止双方信息的意外泄露。

（3）遵循生命价值原则

包括尊重生命和尊重生命价值两方面。在活体器官移植中，器官移植手术与其他一般外科手术的最大区别在于：受术者的利益建立在供体的健康受到损害的基础之上。生命价值原则要求人们要同样重视受体和供体，不能因为救一个人而去牺牲他人的健康或生命，这就要求既要尊重受体生命的神圣性，同时考虑到受体术后的生存时限及生活质量；更要尊重供体生命的神圣性，在器官移植中必须把供体的健康和生命放在第一位，严格掌握选择供、受体和手术适应症，不做弊大于利的手术。护士也应使双方的利益得到同等的保护，精心护理，高度负责，不能因为任何一个环节的失误，给供体和受体双方带来技术性或责任性的伤害。

2. 公正原则

器官供体分配公正是社会公正的一个缩影，当器官资源分配能做到公平公正之时，社会的公平公正才有可能实现。器官作为稀有的医疗资源，如何公正地进行器官的分配是器官移植技术健康发展的关键，世界各国政府都在努力逐步建立有效协调的值得信赖的获取、储存和分配供移植用器官的系统，包括所有的利益相关者，例如患者、家庭成员、医务人员、器官获取和移植协调人员、捐赠器官者所在的医院、器官获取机构、移植中心等。这样才能最大可能地避免利益冲突，保证器官分配的公平。我国已经开始启动中国人体器官分配与共享系统，公正的人体捐献器官分配工作在不断的完善中。

3. 效用原则

国际上颁布的器官移植伦理准则中强调了器官的有效利用，任何导致紧缺的器官供体浪费的行为和做法是不符合伦理要求的。器官移植的收益与风险并存，经过权衡比较后，利大于弊的手术才可以进行，弊大于利的器官移植是不允许的。

4. 无偿与禁止商品化原则

虽然有偿捐献或器官商品化一定程度上可增加器官的数量，缓解供需失衡的矛盾，但买卖人体器官直接触及人类的伦理底线。在许多国家买卖器官是法律上明令禁止的，我国也是其中之一。只能在法律允许的特殊情况下，并且按照严格的程序，人体器官才能捐献，所以在供体器官采集时应遵循无偿与禁止商品化原则。

（伏 蓉）

思考与练习

【思考题】

试分析我国器官捐献的现状,应该如何改善?

【案例讨论】

某医院接到河南某县农村一位小学教师的来信,他提出愿意将自己的角膜献出,以换取一定的报酬用于办学。他的理由:1.当地经济状况极差,政府虽多方筹资,但仍有数百名适龄儿童无法入学。2.他本人年近50岁,在40岁时全身浮肿,确诊为慢性肾炎、肾功能不全。目前虽能坚持工作,自感生命有限,愿将其角膜献出,为改善本乡办学条件作点贡献。

请从伦理学角度分析该教师的行为及其可行性。

第十二章　人类辅助生殖技术伦理

【学习目标】

识记　1. 人类辅助生殖技术、IVF 和试管婴儿等基本概念

　　　2. 人类辅助生殖技术的分类

理解　1. 人类辅助生殖技术存在的意义

　　　2. 人类辅助生殖技术引发的伦理学问题

应用　能够运用人类辅助生殖技术护理伦理原则指导护士行为

　　人类辅助生殖技术对于解决人类不育难题具有重要价值。但由于它改变了人类生育的自然过程，使得人类的生殖从时间和空间上脱离了人体，从而引发了一系列的伦理问题。因此，了解辅助生殖技术中出现的伦理问题，对辅助生殖技术的发展及应用进行理性的伦理认识，有利于该技术始终沿着对人类有利的方向发展。

第一节　人类辅助生殖技术

一、人类辅助生殖技术概述

1. 人类辅助生殖技术相关概念及分类

　　人类辅助生殖技术（Assisted Reproductive Technology，ART），简称辅助生殖技术，是指运用现代医学、技术及方法代替自然的人类生殖过程中的某一步骤或全部步骤的手段。现阶段基本的辅助生殖技术有三种：人工授精（Artificial Insemination，AI），体外受精—胚胎移植（In Vitro Fertilization and Embryo Transfer，IVF-ET）和无性生殖（Clone）。

　　人工授精是指用人工的技术和方法将精子注入女性体内，在输卵管受精并受孕的一种生殖方法。主要用于丈夫不育问题，取代自然生殖的性交阶段。其根据精子来源不同分为丈夫精液人工授精（Artificial Insemination by Husband Semen，AIH）和供精人工授精（Artificial Insemination by Donor Semen，AID）。根据授精部位不同分为阴道内人工授精（Intravaginal Insemination，IVI）、宫颈内人工授精（Intracervical Insemination，ICI）、宫腔内人

工授精（Intrauterine Insemination，IUI）和输卵管内人工授精（Intratubal Insemination，ITI）等。

体外受精是将人类的精子和卵子在体外人工控制的环境中完成受精过程的技术，英文简称为 IVF（In Vitro Fertilization），由于它与胚胎移植技术（Embryo Transfer，ET）密不可分，因此被称为体外受精—胚胎移植，简称 IVF-ET（In Vitro Fertilization and Embryo Transfer）。此外，体外受精—胚胎移植的衍生技术目前主要包括配子/合子输卵管内移植或宫腔内移植、卵胞浆内单精子注射（Intracytoplasmic Sperm Injection，ICSI）、植入前胚胎遗传学诊断（Preimplantation Genetic Diagnosis，PGD）、卵子赠送、胚胎赠送等。在医学上，把体外受精胚胎移植到母体后获得的婴儿称为"试管婴儿"。

克隆（Clone 或 Cloning）是指生物体通过体细胞进行的无性繁殖，以及由无性繁殖形成的基因型完全相同的后代个体组成的种群。通常是利用生物技术由无性生殖产生与原个体有完全相同基因组织后代的过程。克隆包含微生物克隆、生物大分子克隆、植物克隆、动物克隆四个方面的克隆。一旦克隆技术成功应用于人体，人们便能轻而易举地复制出在性格、爱好、气质等方面都相同的复制品，这就是我们所说的克隆人。

2. 人类辅助生殖技术发展历程

人类辅助生殖技术的发展史上，最早使用的是人工受精的方法。主要用于丈夫不育问题，取代自然生殖的性交阶段。最早的夫精人工受精发生在 18 世纪末，英国医生约翰·亨特采集一位尿道下裂患者的精液后，注入其妻子的阴道内使其成功怀孕。而最早的供精人工受精发生在 1866 年，美国医生威廉·潘考思特用一位捐献者的新鲜精液成功使一位不育症患者的妻子妊娠。1860 年美国纽约州医院人工授精获得成功；1890 年，美国的杜莱姆逊首先将人工授精试用于临床；1953 年美国的谢尔曼首次利用冷冻精液进行人工授精获得成功；1964 年以后，人们逐渐认识到人工授精技术将给不孕不育症和遗传性疾病患者带来希望。随着人工受精的广泛开展和冷冻精液技术的不断提高，一些发达国家如美国、英国、法国、意大利等先后建立了人类冷冻精子库，以备不时之需。我国在上世纪 40 年代就有人工授精技术，但病历仅是个别的。1981 年 12 月，我国第一个人类冷冻精子库在湖南建立，并于 1983 年 1 月诞生了我国第一个冷冻精液人工授精孕育的婴儿。1988 年 6 月 7 日，我国首例异体供胚移植试管婴儿在湖南医科大学附属第二医院诞生。目前，我国人工授精技术已经发展成熟，并越来越受到国际同行的肯定。截至 2012 年 12 月 31 日，全国共审核批准了 356 家医疗机构开展人类辅助生殖技术，17 家机构设置人类精子库。

体外受精方法的成功使得辅助生殖技术取得根本性的进步和发展。这一技术主要解决妇女的不孕问题。1978 年 7 月 25 日，在英国的曼彻斯特奥德姆总医院，世界上第一位试管婴儿路易斯·布朗诞生，其成果被称为人类医学史上的奇迹，爱德华博士和斯特普托两人也因此被誉为"试管婴儿之父"。我国的体外受精技术起步较晚，但是发展很快。1984 年 3 月 21 日，我国第一例用冷冻精子洗涤法进行人工受精的男婴来到人间。1988 年 3 月 10 日，首例试管婴儿在北京大学第三医院诞生。1988 年 6 月 15 日，首例赠送胚胎试管婴儿在湖南医科大学诞生。

英国首先提出把应用于人的克隆技术区分为生殖性克隆和治疗性克隆。生殖性克隆是利用体细胞核移植技术产生婴儿的过程，所以生殖性克隆又俗称为"克隆人"。而治疗性克隆则是利用体细胞核移植技术产生早期人胚，从中提取人类胚胎干细胞，使之在体外分化为人的各种细胞、组织、器官,用于供体的移植替代治疗,以彻底解决移植后的免疫排斥反应。1997 年 2 月,英国罗斯林研究所科学家用克隆技术,通过单个绵羊乳腺细胞与一个未受精去核卵结合,成果地培育了世界上第一只克隆绵羊多利,翻开了生物克隆史上崭新的一页。克隆技术的出现引起了轩然大波,种种关于克隆人的猜测和关于"人能否被复制"的争论纷至沓来。生殖性克隆遭到大多数国家的一致性反对,1997 年联合国教科文组织制定《国际人类基因组和人权宣言》,禁止人类生殖性克隆。世界卫生组织代表表示:反对生殖目的的人类克隆,但不应阻碍为了人类健康的非生殖性克隆研究。

二、人类辅助生殖技术的意义

1. 在实际应用的过程中,辅助生殖技术的最为直接的社会功用就是解决了不孕不育的难题。

不育症是影响夫妻身心健康的世界性问题。世界卫生组织于 20 世纪 80 年代中后期在 25 个国家对不孕症夫妇组织了一次标准化诊断的调查,结果显示发达国家约有 5% 到 8% 的夫妇受到不孕症的影响,发展中国家一些地区不孕症的发病率甚至高达 30%,全世界育龄夫妇中有 5% 到 15% 是不育症患者。不育症的患者承受着来自社会、家庭和自身心理、生活等各方面的压力,不育症已成为一种特殊类型的身心疾病,治疗和解决不育症有着重要的社会意义。辅助生殖技术的发展与应用很好地解决了这一难题,为这些人以及他们的家庭带去了幸福和希望。

2. 辅助生殖技术不仅解决了不孕不育患者的难题,为他们提供了生育的机会,同时也可以避免一些遗传性疾病的出现。

在现实生活中,由于各种原因使得一些人患有遗传性疾病,比如男方有严重的遗传缺陷,会引起流产、早产及新生儿畸形或严重的胎儿溶血症等情况,针对上述情况可以采用异源人工授精。另外,可以为长期接触放射线的人员或需要接受放射治疗的病人提供"优生的保险";对于有遗传风险的夫妇,可以采用胚胎植入前遗传学诊断,从而避免遗传性疾病的产生。由此可以看出,辅助生殖技术在一定程度上满足了不孕不育患者的生育自由、生育愿望和权利,极大地推动了生殖医学的发展。这在确保人口质量、促进计划生育、提供生育保险和优生技术等方面具有现实的意义。

第二节 人类辅助生殖技术引发的伦理问题及要求

一、人类辅助生殖技术引发的伦理问题

1. 婚姻与生育的分离

在东西方文化发展的历史长河中,孩子一直被视为联系夫妻双方血缘关系的纽带,是夫妻血脉的继承和婚姻关系稳固的保证。在现代社会,孩子更被视为爱情与婚姻的结合体,是夫妻双方爱的结晶。但是,人类辅助生育技术的出现却改变了人类的自然生殖方式,用人工操作代替了自然生育的过程,使夫妻间不需要性行为就可以培育后代,这在一定程度上切断

了婚姻与生育的必然联系。

对此有截然相反的两种观点。反对者认为：人工授精把爱情的地位排除在外，势必会控制夫妻之间的感情发展，因为它切断了生儿育女与婚姻这一为家庭所必需的联系。人工授精把生儿育女变成了配种，把夫妻之间性的结合分开，把家庭的神圣殿堂变成了一个生物学的实验室，从而破坏婚姻关系，是有悖于人道的。尤其是非配偶人工授精所用的是第三者的精子，这与通奸致孕实际上没有什么不同。但赞成者认为：婚姻是由情爱培养的人与人的关系，其中起主要作用的不是性的垄断，而是彼此间相互的尊重、理解、爱情、对后代的养育以及对家庭的责任。当然，如果辅助生殖技术是在夫妻双方自愿且知情同意的情况下发生，并对他人和社会无任何损害，既能满足他们拥有孩子的愿望，也有助于维护夫妻间彼此爱情的忠贞和婚姻生活的稳定幸福。

不过辅助生殖的方式的确可以使人们避开生育的义务和责任。这就可能产生两种情况，即有生育能力的女性因为害怕孕育和生产的痛苦而选择辅助生殖技术，同性恋者也可以借助此类技术拥有自己的孩子。他们的行为是否符合道德还值得进一步推敲，但可以肯定的是，辅助生殖技术只能作为自然生殖的补充，而不能代替自然生殖的过程。

2. 传统家庭模式的改变

人类社会迄今为止都是建立在男女两性结合的基础之上，家庭一直是社会的基本细胞。在传统的家庭模式中，生儿育女在夫妻关系内进行。而辅助生殖技术使性与生育相分离，打破了这种传统的血缘关系，使生育可以脱离婚姻关系而独立，出现多元化的家庭模式。

（1）多父母家庭

辅助生殖技术使传统父母与子女间的生物学联系（即血缘关系）发生分离，异源性人工授精、体外受精的孩子可有多个父母，包括遗传父母（提供精子和卵细胞的父母）、养育父母和代孕母亲，这使得亲子关系变得混乱而难以疏理，究竟谁才是孩子的真正父母？辅助生殖技术孕育的孩子是否应具有与婚生子女同等的法律权利？以上这些问题都值得我们深思。传统观念强调亲子间的遗传关系，认为遗传父母才是孩子的真正父母，只有那些与父母拥有直系血缘关系的孩子才拥有法律上承认的继承权；另外一种观点则认为血缘与遗传关系从属于养育关系，因此，世界上多数国家（包括我国在内）的立法都肯定养育父母是法律和道德的合法父母，主张养育比遗传关系更重要，比提供胚胎发育的场所更重要，建议以法律的形式确认养育父母为孩子的真正父母，同时确认通过辅助生殖技术孕育的孩子和婚生子女享有同等的地位。

（2）不婚单亲家庭与同性恋双亲家庭

人类辅助生育技术的发展，使得下列情况成为可能：单身男士通过找人代孕可以做父亲，单身女性通过人工授精技术可以做未婚母亲；男同性恋者和女同性恋者也可以利用辅助生殖技术摆脱不能生育的遗憾，组建同性恋双亲家庭。这部分人群进行辅助生育技术的请求应该如何受理，不同学者给出了不同的回应。赞成者表示，这部分人群有选择独身、放弃婚姻的权利，同时也有要求生育的权利；而反对者则从社会伦理及孩子成长环境的角度分析，认为没有父亲或母亲的家庭是残缺的家庭，孩子在这样的单亲家庭或同性恋家庭中长大，对其身心健康发展不利。因此，许多国家主张禁止或限制单身男性或女性的辅助生殖请求，我国于2003年颁发的《人类辅助生殖技术规范》也明确禁止对单身女性实施辅助生殖技术。

3. 代孕的冲击

体外受精技术的诞生带来了更为复杂和棘手的伦理问题,即有关代理母亲的伦理争论。代孕母亲(surrogate mother)主要解决女性因患有某种疾病或由于子宫原因不能孕育胚胎而引起的不育问题,俗称"借腹生子"。代理母亲的现象始见于 20 世纪 70 年代末期,目前在一些西方发达国家已不是个别现象。2000 年 7 月,我国出现首例"代理母亲"事件,2001 年卫生部颁发的《人类辅助生殖技术管理办法》紧急叫停了"代理母亲"现象,尽管如此,代理母亲的道德合理性仍然是一个有争议的话题。

赞同者认为,代理母亲的出现可以满足因生理原因不能怀孕妇女的生育愿望,无论从道德上还是情理上,都具有合理性,代理母亲不应受到法律的禁止和道德的谴责。而批评代孕的学者认为大多数代理母亲是出于经济原因利用代孕赚钱,子宫充当了她们赚钱的机器,婴儿则成为商品,神圣的孕育过程变得商品化和随意化,这无疑是对人们价值和尊严的侮辱。同时,代理母亲的出现导致家庭伦理关系产生混乱,即使代孕者与其孕育的婴儿没有遗传关系,但是"十月怀胎"的漫长过程使她们之间拥有生理上的"母子或母女关系"和心理上难以割舍的复杂感情,这有可能引发代理母亲和不孕夫妇的纠纷,进而影响不孕家庭的稳定,类似的案例在国内外都有过相关报道。另外,代理母亲在妊娠期间可能出现严重的妊娠合并症或出现意外,具有一定的风险性,容易产生法律纠纷,因此,大多数国家反对代孕,更明令禁止商业性代孕行为。

4. 精子库的商业化

随着人类辅助生殖技术的发展,精卵细胞以及胚胎由于"供需关系"的存在而出现了商品化的倾向。人工授精与体外受精所需的精子、卵细胞甚至胚胎从隐姓埋名的"捐精捐卵"演变成目前网络上的"卖精卖卵",精卵细胞与胚胎的商品化倾向日益明显。以精子的商品化问题为代表,伦理学对其商品化问题展开了激烈的讨论。

赞同者认为:①精子和血液一样具有再生性,适量采集对人体没有损害,精子完全可以和血液一样商品化。②精子商品化得到允许后,一些"地下"状态的精液交易可以"见光",这有利于政府和有关部门制定措施加以规范管理,保证供精的质量。③精子的商品化也是解决当前人类辅助生殖技术精子不足现状的有效措施。

针对生殖细胞的商品化问题,大多数人持反对态度。反对者认为:①提供精子满足不孕夫妇的生育愿望,这蕴含着深刻的人道主义精神,"以精换金"的行为无疑与这种精神相背离。②精子的商品化可能会促使某些供精者隐瞒自身疾病,而精子库等中介机构由于一味地"逐利"忽视精子质量,从而影响后代的身体素质。③精子的商品化可能导致同一供精者反复多次供精,同一份精子也可能多次被使用,这有可能导致较多同父异母的兄弟姐妹的诞生,埋下了血亲通婚的隐患。④如果敏感的性细胞买卖都能被允许,那么人体的其他器官、组织是否也可以成为商品而自由买卖呢?到那时候,人类将沦陷为彻底的"商品",这是对人性的极大亵渎。

目前,大多数国家倾向通过立法禁止精卵细胞及胚胎的商品化,如英国政府规定"医疗机构根据供体自愿和知情同意原则获取捐赠的精卵细胞,对捐赠者只能支付与医疗有关的花费";澳大利亚政府明确表示"禁止出售精子、卵细胞与胚胎";我国也已颁布相应条例禁止精子、卵细胞和胚胎的商品化。

5. 克隆人

克隆人技术就像其他技术一样,作为技术,作为人类从事物质生产活动的技巧和艺术,必然伴随劳动和科学的异化而发生远离自身本质和人类本性的异化。克隆技术新突破无疑是 20 世纪末生物工程学的新里程碑。目前,对克隆技术争论已从动物转移到人,即是否允许克隆人出现?众多科学家普遍认为,克隆人迟早会成功。作为一种可能的技术,克隆人技术不仅直接冲撞了上帝造人的宗教基础,而且以最强劲的力度考问着何为人、何为人性,挑战着人类对于生命尊严的认识,引发了人类的伦理大恐慌。对克隆人技术带来的社会、伦理问题的研究也就迫在眉睫了。

克隆人可能会引发的伦理问题主要包括以下几个方面:①克隆人会改变人类自然的基于性爱的生育方式,从有性生殖回到无性生殖,使人口的生产与性爱分离,从而破坏男女之间基于性爱而获得后代的情感,并由此改变人类的基本性伦理关系。②克隆人会破坏人的基因多样性,容易导致人种进化的倒退和人类疾病的传播。在自然界中,生命繁殖从无性繁殖发展到有性生殖,而有性生殖则使生物的可能性变异在群体中增加,从而增强了物种的竞争力、适应性,有利于人种的进化。从有性生殖退回到无性生殖,这是反自然的。③克隆技术会对传统的家庭模式产生冲击,使人类社会面临着巨大的变革,婚姻与生育的关系不再密不可分。传统的家庭模式将受到冲击,一切建立在自然生育基础之上的传统的价值观念、道德观念及法律等都将发生重大的变化:婚姻家庭将面临解体。④克隆技术还将给社会带来一系列问题,比如:克隆人会损害人的尊严;克隆人会导致基因歧视和新种族主义;克隆技术可以轻而易举地破坏男女性别比例平衡;克隆人可以引起以获取器官为目的的犯罪等。

二、人类辅助生殖技术中的护理伦理原则

护士在参与人类辅助生殖技术的过程中,要以国家相关道德伦理法规为准绳,如《人类辅助生殖技术规范》、《人类辅助生殖技术和人类精子库伦理原则》等,严格遵守以下伦理原则:

1. 知情同意原则。护士有义务告知接受辅助生殖技术夫妇相应的程序、风险、成功的可能性、接受随访的必要性等信息,供夫妇权衡利弊和抉择。另外,任何辅助生殖技术都必须在夫妇双方签署书面知情同意书后方可实施。

2. 有利原则。护士在参与辅助生殖技术方案形成的过程中,应积极提供不育夫妇病理、生理、心理及社会方面的信息,协助制定最有利于病人的技术方案;同时不执行任何以多胎和商业化供卵为目的的促排卵措施。

3. 保护后代原则。为保障辅助生殖技术所孕育后代的家庭及社会地位,我国卫生部规定通过辅助生殖技术孕育的后代与自然受孕分娩的后代享有同样的法律权利和义务。护士禁止参与任何不符合伦理道德原则的人类辅助生殖技术,不得参与实施代孕技术或胚胎赠送助孕技术等。

4. 社会公益原则。同一供者的生殖细胞最多提供给 5 名受体;护士不得参与对单身女性以及对不符合国家人口和计划生育法规规定的夫妇实施人类辅助生殖技术;不得参加非医学需要的性别选择和生殖性克隆技术;不参加违反伦理道德原则的配子和胚胎实验研究及临床工作。

5. 保密与互盲原则。护士在实施人类辅助生殖技术之前、中、后的全过程必须对供、受

体的信息严格保密,供方与受方夫妇应保持互盲;供方与实施辅助生殖技术的医护人员保持互盲;供方与受方后代之间保持互盲。这对健康有序地开展人类辅助生殖技术,减少不必要的医疗法律纠纷,保护当事人各方的权益是至关重要的。

6. 严防商业化原则。护士要协助医生严格掌握辅助生殖技术的适应症,控制适用范围;同时要积极宣传供精、供卵的助人目的,反对买卖生殖细胞的各种商业行为。

7. 伦理监督原则。护士要积极配合生殖医学伦理委员会的各项工作,自觉接受来自于生殖医学伦理委员会的指导和监督。

科学是把双刃剑,解决人类面临的问题同时也会给人类带来困扰。人类辅助生殖技术给不孕不育的人所带来的福音不可否认,所带来的问题也不能逃避,人类应该以自己的道德标准规范自己,使科学朝向有利的方面发展。因此对人工辅助生殖技术,我们应将其看做是治愈疾病的手段,而不是对自然生殖过程的革命。若以此为核心标准来行事,则人工辅助生殖技术的负面影响将大大减少,而对人类的益处将大大增加。

(朱　毓)

思考与练习

【思考题】

1. 你如何评价"名人精子库"或者"美女卵子库",精、卵应该成为商品吗?
2. 如何看待辅助生殖技术给人类带来的利弊。

参考文献

1. 〔美〕艾伦·格霍斯等. 伦理学要义. 中国社会科学出版社,1991.

2. 何怀宏. 伦理学是什么. 北京大学出版社,2002.

3. 马克思,恩格斯. 马克思恩格斯全集(第三卷). 人民出版社,1960.

4. 〔英〕密尔. 功用主义. 商务印书馆,1957.

5. 科利斯·拉蒙特. 人道主义哲学. 华夏出版社,1990,13—14.

6. 李小妹,何贵蓉,顾炜. 关怀与护理专业. 国外医学护理学分册,2001,11.

7. 罗羽. 护理伦理学. 人民军医出版社,2011.

8. 杜慧群,刘奇. 护理伦理学. 中国协和医科大学出版社,2004.

9. 丛亚丽. 护理伦理学学习指导. 北京医科大学出版社,2002.

10. 张金钟,王晓燕. 医学伦理学. 北京大学医学出版社,2009.

11. 马兰. 生命伦理原则研究. 华中科技大学,2005.

12. 丘祥兴,孙福川. 医学伦理学(第3版). 人民卫生出版社,2009.

13. 孙慕义. 医学伦理学(第2版). 高等教育出版社,2004.

14. 陈言. 浅谈护理伦理中的公正原则. 中国医学伦理学,2008,21(4):125—126.

15. 刘健,曹志平. 论护士决策能力的培养. 中国医学伦理学,2005,18(1):83—84.

16. 蔡益民,易著文. 临床工作中的护理伦理道德问题及对策. 当代护士,2007,8:107—108.

17. 孙福川. 伦理精神:医学职业精神解读及其再建设的核心话语. 中国医学伦理学,2006,19(6):13—18.

18. 田丽荣. 护理伦理、情感和法律观念三冲突. 中国社区医师,2012,14(30):336.

19. 王明旭,张文. 促进医学职业精神建设 优化医学的社会职能. 中国医学伦理学,2006,19(6):9—23.

20. 孙丽芳,张志斌. 护理伦理学,东南大学出版社,2012.

21. Barbara Mackinnon. Ethics:Theory and Contemporary Issues. Beijing:Peking University Press,2003.

22. 张涛,唐宁. 护理伦理学,东南大学出版社,2011.

23. 姜小鹰. 护理伦理学. 人民卫生出版社,2012.

24. 曹志平. 护理伦理学. 人民卫生出版社,2004.

25. 尹梅. 护理伦理学. 人民卫生出版社,2012.

26. 王卫红,杨敏. 护理伦理学. 清华大学出版社,2013.

27. 邱祥兴,孙福川. 医学伦理学. 人民卫生出版社,2008.

28. 李莹,姚轩鸽. 医德评价的内涵、根据与方法新探. 中国医学伦理学,2010,5.

29. 王明旭. 医德评价方法的研究. 中国医学伦理学,2005,1.

30. 余飞,冯运,沈迎春. 医德档案定量评估体系初步研究. 中国卫生质量管理,2013,1.

31. 刘传荣. 谈医学生医德教育实施对策. 卫生专业教育,2011,22.

32. 张颖. 医学院校学生医德教育的问题与对策. 继续医学教育,2013,6.

33. 雷迎峰,杨敬,徐志凯. 在医学微生物学教学中融入医学伦理教育. 中国医学伦理学,2013,4.

34. 马信华,孟利敏,许瑞. 关于临床护士实施护理伦理再教育的探讨. 中国医学伦理学,2008,2.

35. 刘蒙壮. 浅谈临床实习生医德教育. 西北医学教育,2008,4.

36. 李敏燕,崔妙玲,陈飞. 护理伦理教育现状与思考. 中华护理教育,2009,9.

37. 张金凤,邱红,刘兰莲. 新护士三级连锁式岗前培训模式的实践. 中国护理管理,2012,10.

38. 胡慧. 护理伦理学. 中国中医药出版社,2012.

39. 王卫红,雷巍峨,杨丽. 护理伦理学. 中南大学出版社,2011.

40. 王臣平,李敏. 护理人际沟通. 中南大学出版社,2011.

41. 陈文. 护理礼仪与人际沟通. 东南大学出版社,2011.

42. 史瑞芬. 护理人际学. 人民军医出版社,2013.

43. 孙慕义. 医学大法学. 西南交通大学出版社,1999.

44. 张涛. 病人的知情同意与医生的特殊干涉. 中国医学伦理学,2001.

45. 刘耀光. 护理伦理学. 中南大学出版社,2010.

46. 黄萍. 产科开展人性化服务与管理的伦理思考. 中国医学伦理学,2006,19(2):53—54.

47. 唐试进. 医疗服务人性化思考. 中国医学伦理学,2004,15(5):9.

48. WHO. Cancer pain relief and palliative care:report of a WHO expert committee. Geneva:World Health Organization,1990:1—75.

49. WHO. Definition of palliative care for adult. [2013-02-04]. http://www.who.int/cancer/palliative/definition/en/

50. 刘瑛,袁长蓉,徐燕. 关于姑息照护与临终关怀的讨论. 中华护理杂志,2008,43(4):376—377.

51. 杨启红,朱京慈. 姑息护理研究进展. 护理学杂志,2002,17(10):793—795.

52. 戴红霞,殷磊. 姑息护理——新型的护理方式. 护士进修杂志,2002,17(2):

103—105.

53. 上海市政府. 上海市城市社区卫生服务主要工作内容.[2002-07-02]. http://wsj. sh. gov. cn/node2/xxgk/gkml/zcfg/gfwj/sqws/userobject7ai442. html.

54. 郭雅萍,姜岩石,周艳,等. 姑息护理的研究进展. 中华现代护理杂志,2008,14(14):1614—1616.

55. Faull C,Carter Y,Woof R. Handbook of Palliative Care. London:Black Well Science Ltd,1998:3—101.

56. Lee S. Palliative Care Nursing Practice:Master of Nursing, NUR9203 Subject Guide(Copyright 1998). Distance Education Centre,Monash University,Churill,Victoria,Australia,1998:20—231.

57. 赵可式. 癌末患者的心路历程. 台北光启出版社,1999:22—23.

58. Tatsuya Morita, Chizuru Imura, Koji Fujimoto. Changes in medical and nursing care in cancer patients transferred from a palliative care team to a palliative care unit. Journal of Pain and Symptom Management,2005,29(6):595—602.

59. 李金祥,Robert GT,Mellar PD,等. 姑息医学. 人民卫生出版社,2005:20—21.

60. 杜国香,牛秀美. 护理技术Ⅱ. 科学出版社,2005.

61. 冀红杰,许辉. 谈姑息治疗中的护理. 家庭护士,2007,5(8B):78.

62. 彭幼清. 护理学导论. 人民卫生出版社,2004.

63. 黄剑波,孙晓舒. 基督教与现代临终关怀的理念与实践. 社会医学,2007(9):137—141.

64. 黄晶,袁长蓉,徐燕. 美国与加拿大姑息护理团队的构成与功能. 护理研究,2007,21(7):569—571.

65. Narayan MC. Six steps toward culture competence:A clinician's. Home Health Care Management&Practice,2002,14(5):378—386.

66. 池迎春,陈娜,李梅欣. 跨文化护理在涉外病房应用中的常见问题及对策. 中华现代护理杂志,2009,15(6):557—558.

67. 王琳. 浅谈护理工作中病人隐私权的保护. 护理研究,2008,22(10):922—923.

68. 姚蔓玲,彭幼清,张晓莉,等. 特需医疗服务中患者隐私保护存在的问题及对策. 解放军护理杂志,2010,27(21):1640—1642.

69. 傅丽丽,张静. 颜色标记在保护肿瘤病人隐私中的应用. 护理研究,2008,22(34):3109.

70. 王琰,施兰兰,朱新宇,等. 隐私保护内裤在下肢远端手术中的应用及效果评价. 护理学杂志,2011,26(6):35—37.

71. 钟颖嫦,莫晓琼,王艳,等. 涉外医疗中心健康宣教的问题与对策. 中华现代护理杂志,2011,17(2):199—200.

72. 顾炜. 多元文化与护理. 人民卫生出版社,2006.

73. 梁娜,周艳,梁艳梅,等. 多元文化护理在临床护理中存在的问题及对策. 中华现代护理杂志,2009,15(8):766—767.

74. 吴清香,丁小容,王琦. 多元文化护理中的非语言沟通技巧. 现代医院,2004,4(11):69—70.

75. 李金祥,Twycross RG,Davis MP. 姑息医学. 人民卫生出版社,2005:31—55.

76. 滑霏,袁长蓉,徐燕. 我国城市姑息护理现状及其未来发展策略. 护理学杂志,2007,22(10):78—81.

77. 郑金林. 临终关怀本土化的伦理困境及其重构. 南京医科大学学报(社会科学版),2009,2(35):145—148.

78. 曾繁荣. 护理伦理学. 江西科学技术出版社,2008.

79. 伍天章. 医学伦理学. 高等教育出版社,2008.

80. 李永生,付元秀. 医学伦理学. 郑州大学出版社,2007.

81. 翟晓梅,邱仁宗. 生命伦理学导论. 清华大学出版社,2005.

82. 徐英军. 科研犯罪引论. 河南人民出版社,2006.

83. 罗丽兰. 不孕与不育. 人民卫生出版社,1998.

84. 邹寿长. 优雅的生. 湖南师范大学,2003.

85. 徐宗良,刘学礼,瞿晓敏. 生命伦理学. 上海人民出版社,2002.

86. 杨蕊. 人类辅助生殖技术引发的伦理问题及其对策. 太原科技大学,2013.

87. 李战胜,袁长海. 人类辅助生殖技术的伦理问题和法律对策. 中国卫生事业管理,2007,2:106—107.

88. 韩跃红. 护卫生命的尊严——现代生物技术中的伦理问题研究. 人民出版社,2005.

89. 王卫红,杨敏. 护理伦理学(第二版). 清华大学出版社. 2013.

90. 吕军,叶章群,李倩. 器官移植面临的伦理问题及对策. 中国医学伦理学. 2006,1(19):37—39.

91. 唐媛,吴易雄,李建华. 中国器官移植的现状、成因及伦理研究. 中国医学伦理学,2008,8(18):1142—1145.

92. 王华,苏博,刘鉴汶. 关于我国器官移植的有关法律和伦理问题. 中国医学伦理学,2008,4(1):20—21.

93. 卢惠娟. 重症患者护理中的伦理原则. 中国实用护理杂志,2006,22(1):68—69.

94. 李晓玲. 护理理论. 人民卫生出版社,2009.

95. 徐亚金,王晓婉. 精神专科护理中涉及的伦理问题及对策. 护理研究,2010,24(3):732—733.

96. 刘春丽,张凤林. 心理护理的作用及其对护士心理素质与道德的要求. 中国医学伦理学,1997,3,32—33.

97. 刘洪强,曹军. 中国舒缓疗护的发展现状. 医药前沿,2013,26,61—63.

98. 曹卫洁,杜红利. 履行护士告知义务 保障患者知情同意权利. 中华现代护理杂志,2008,14(10):1224—1225.

99. 余悦,周绿林.关于我国临终关怀发展策略的思考.医学与哲学,2006,27(1):65—66.

100. 邱仁宗.生命伦理学.中国人民大学出版社,2010.

101. 成人脑死亡判定标准(2009 版).疑难病杂志,2009,271.

102. 李建平.安乐死的历史演变及法律地位.[2005-04-07].
http://journal. 9med. net/html/qikan/yyglyyfyxwsx/zhxdyyglzz/2005232/gzyj/20080901061237444_66526. html

附　录

南丁格尔誓言

　　余谨以至诚,于上帝及会众面前宣誓,终身纯洁,忠贞职守,尽力提高护理专业标准,勿为有损之事,勿取服或故用有害之药,慎守病人及家务之秘密,竭诚协助医师之诊治,务谋病者之福利。

谨　誓

希波克拉底誓言

　　仰赖医神阿波罗·埃斯克雷波斯及天地诸神为证,鄙人敬谨宣誓,愿以自身能力及判断力所及,遵守此约。凡授我艺者,敬之如父母,作为终身同业伴侣,彼有急需,我接济之。视彼儿女,犹我兄弟,如欲受业,当免费并无条件传授之。凡我所知,无论口授书传,俱传之吾与吾师之子及发誓遵守此约之生徒,此外不传他人。

　　我愿尽余之能力与判断力所及,遵守为病家谋利益之信条,并检束一切堕落和害人行为,我不得将危害药品给与他人,并不作该项之指导,虽有人请求亦必不与之。尤不为妇人施堕胎手术。我愿以此纯洁与神圣之精神,终身执行我职务。凡患结石者,我不施手术,此则有待于专家为之。

　　无论至于何处,遇男或女,贵人及奴婢,我之唯一目的,为病家谋幸福,并检点吾身,不作各种害人及恶劣行为,尤不作诱奸之事。凡我所见所闻,无论有无业务关系,我认为应守秘密者,我愿保守秘密。倘使我严守上述誓言时,请求神祇让我生命与医术能得无上光荣,我苟违誓,天地鬼神实共殛之。

护士伦理学国际法

国际护士协会在 1953 年 7 月召开的国际护士会议上通过了护士伦理学国际法。随后，于 1965 年 6 月，在德国法兰克福大议会予以修订并被采纳。

国际护士伦理学国际法中提出：护士护理病人，担负着建立有助于健康的、物理的、社会的和精神的环境，并着重用教授示范的方法预防疾病，促进健康。他们为个人、家庭和居民提供保健服务，并与其它保健行业协作。

为人类服务是护士首要职能，也是护士职业存在的理由。护理服务的需要是全人类性的。职业性护理服务以人类的需要为基础，所以不受国籍、种族、信仰、肤色、政治和社会状况的限制。

本法典固有的基本概念是：护士相信人类的本质的自由和人类生命的保存。全体护士均应明了红十字原则及 1949 年日内瓦决议条款中的权力和义务。

1. 护士的基本职责有三个方面：保护生命，减轻痛苦，增进健康。

2. 护士必须始终坚持高标准的护理工作和职业作风。

3. 护士对工作不仅要有充分的准备，而且必须保持高水平的知识和技能。

4. 尊重病人的宗教信仰。

5. 护士应对信托给他们的个人情况保守秘密。

6. 护士不仅要认识到职责，而且要认识到他们职业功能限制。若无医嘱，不予推荐或给予医疗处理，护士在紧急的情况下可给予医疗处理，但应将这些行动尽快地报告给医生。

7. 护士有理智地、忠实地执行医嘱的义务，并应拒绝参予非道德的行动。

8. 护士受到保健小组中的医生和其它成员的信任，对同事中的不适当的和不道德的行为应该向主管当局揭发。

9. 护士接受正当的薪金和接受例如契约中实际的或包含的供应补贴。

10. 护士不允许将他们的名字用于商品广告中或作其它形式的自我广告。

11. 护士与其他事业的成员和同行合作并维持和睦的关系。

12. 护士坚持个人道德标准，因为这反映了对职业的信誉。

13. 在个人行为方面，护士不应有意识地轻视在她所居住和工作的居民中所作的行为方式。

14. 护士应参与与其他卫生行业所分担的责任，以促进满足公共卫生需要的努力，无论是地区的、州的、国家的和国际的。

国际护士守则

国际护理学会在 1965 年公布的护士守则的基础上,进行了必要的修改,于 1973 年批准了这个国际护士道德守则,并一直沿用至今。

护士的基本任务有四个方面:增进健康,预防疾病,恢复健康和减轻痛苦。

护理的需要是全人类性的。护理从本质上说是尊重人的生命,尊重人的尊严和尊重人的权利。不论国籍、种族、主义、肤色、年龄、政治或社会地位,一律不受限制。

护士们给个人、家庭和社会提供卫生服务,并与有关的群体进行协作。

（一）护士和人民

护士的主要任务是向那些要求护理的人负责。护士在护理服务时,要尊重个人的信仰、价值和风俗习惯。护士要保守个人的秘密,传播这些秘密时必须作出判断。

（二）护士与实践

护士个人执行的任务就是护理,必须坚持学习,做一个称职的护士。护士要在特殊情况下仍保持高标准护理。护士在接受或代行一项任务时,必须对自己的资格作出判断。护士在作为一种职业力量起作用时,个人行动必须时刻保持能反映职业荣誉的标准。

（三）护士与社会

护士们要和其他公民一齐分担任务,发起并支持满足公众的卫生和社会需要的行动。

（四）护士与合作者

护士在护理及其他方面,跟合作者保持共事关系。当护理工作受到合作者或某些人威胁的时候,护士要采取适当措施以保卫个人。

（五）护士和职业

在护理工作和护理教育中,在决定或补充某些理想的标准时,护士起主要作用。在培养职业知识核心方面,护士起积极作用。护士通过职业社团,参与建立和保持护理工作中公平的社会和经济方面的工作条件。

中华人民共和国护士条例

（2008 年 5 月 12 日起执行）

第一章 总 则

第一条 为了维护护士的合法权益,规范护理行为,促进护理事业发展,保障医疗安全和人体健康,制定本条例。

第二条　本条例所称护士,是指经执业注册取得护士执业证书,依照本条例规定从事护理活动,履行保护生命、减轻痛苦、增进健康职责的卫生技术人员。

第三条　护士人格尊严、人身安全不受侵犯。护士依法履行职责,受法律保护。

全社会应当尊重护士。

第四条　国务院有关部门、县级以上地方人民政府及其有关部门以及乡(镇)人民政府应当采取措施,改善护士的工作条件,保障护士待遇,加强护士队伍建设,促进护理事业健康发展。

国务院有关部门和县级以上地方人民政府应当采取措施,鼓励护士到农村、基层医疗卫生机构工作。

第五条　国务院卫生主管部门负责全国的护士监督管理工作。

县级以上地方人民政府卫生主管部门负责本行政区域的护士监督管理工作。

第六条　国务院有关部门对在护理工作中作出杰出贡献的护士,应当授予全国卫生系统先进工作者荣誉称号或者颁发白求恩奖章,受到表彰、奖励的护士享受省部级劳动模范、先进工作者待遇;对长期从事护理工作的护士应当颁发荣誉证书。具体办法由国务院有关部门制定。

县级以上地方人民政府及其有关部门对本行政区域内作出突出贡献的护士,按照省、自治区、直辖市人民政府的有关规定给予表彰、奖励。

第二章　执业注册

第七条　护士执业,应当经执业注册取得护士执业证书。

申请护士执业注册,应当具备下列条件:

(一)具有完全民事行为能力;

(二)在中等职业学校、高等学校完成国务院教育主管部门和国务院卫生主管部门规定的普通全日制 3 年以上的护理、助产专业课程学习,包括在教学、综合医院完成 8 个月以上护理临床实习,并取得相应学历证书;

(三)通过国务院卫生主管部门组织的护士执业资格考试;

(四)符合国务院卫生主管部门规定的健康标准。

护士执业注册申请,应当自通过护士执业资格考试之日起 3 年内提出;逾期提出申请的,除应当具备前款第(一)项、第(二)项和第(四)项规定条件外,还应当在符合国务院卫生主管部门规定条件的医疗卫生机构接受 3 个月临床护理培训并考核合格。

护士执业资格考试办法由国务院卫生主管部门会同国务院人事部门制定。

第八条　申请护士执业注册的,应当向拟执业地省、自治区、直辖市人民政府卫生主管部门提出申请。收到申请的卫生主管部门应当自收到申请之日起 20 个工作日内作出决定,对具备本条例规定条件的,准予注册,并发给护士执业证书;对不具备本条例规定条件的,不予注册,并书面说明理由。

护士执业注册有效期为 5 年。

第九条　护士在其执业注册有效期内变更执业地点的,应当向拟执业地省、自治区、直辖市人民政府卫生主管部门报告。收到报告的卫生主管部门应当自收到报告之日起 7 个工作日内为其办理变更手续。护士跨省、自治区、直辖市变更执业地点的,收到报告的卫生主管部门还应当向其原执业地省、自治区、直辖市人民政府卫生主管部门通报。

第十条　护士执业注册有效期届满需要继续执业的,应当在护士执业注册有效期届满前 30 日向执业地省、自治区、直辖市人民政府卫生主管部门申请延续注册。收到申请的卫生主管部门对具备本条例规定条件的,准予延续,延续执业注册有效期为 5 年;对不具备本条例规定条件的,不予延续,并书面说明理由。

护士有行政许可法规定的应当予以注销执业注册情形的,原注册部门应当依照行政许可法的规定注销其执业注册。

第十一条　县级以上地方人民政府卫生主管部门应当建立本行政区域的护士执业良好记录和不良记录,并将该记录记入护士执业信息系统。

护士执业良好记录包括护士受到的表彰、奖励以及完成政府指令性任务的情况等内容。护士执业不良记录包括护士因违反本条例以及其他卫生管理法律、法规、规章或者诊疗技术规范的规定受到行政处罚、处分的情况等内容。

第三章　权利和义务

第十二条　护士执业,有按照国家有关规定获取工资报酬、享受福利待遇、参加社会保险的权利。任何单位或者个人不得克扣护士工资,降低或者取消护士福利等待遇。

第十三条　护士执业,有获得与其所从事的护理工作相适应的卫生防护、医疗保健服务的权利。从事直接接触有毒有害物质、有感染传染病危险工作的护士,有依照有关法律、行政法规的规定接受职业健康监护的权利;患职业病的,有依照有关法律、行政法规的规定获得赔偿的权利。

第十四条　护士有按照国家有关规定获得与本人业务能力和学术水平相应的专业技术职务、职称的权利;有参加专业培训、从事学术研究和交流、参加行业协会和专业学术团体的权利。

第十五条　护士有获得疾病诊疗、护理相关信息的权利和其他与履行护理职责相关的权利,可以对医疗卫生机构和卫生主管部门的工作提出意见和建议。

第十六条　护士执业,应当遵守法律、法规、规章和诊疗技术规范的规定。

第十七条　护士在执业活动中,发现患者病情危急,应当立即通知医师;在紧急情况下为抢救垂危患者生命,应当先行实施必要的紧急救护。

护士发现医嘱违反法律、法规、规章或者诊疗技术规范规定的,应当及时向开具医嘱的医师提出;必要时,应当向该医师所在科室的负责人或者医疗卫生机构负责医疗服务管理的人员报告。

第十八条　护士应当尊重、关心、爱护患者,保护患者的隐私。

第十九条　护士有义务参与公共卫生和疾病预防控制工作。发生自然灾害、公共卫生事件等严重威胁公众生命健康的突发事件,护士应当服从县级以上人民政府卫生主管部门或者所在医疗卫生机构的安排,参加医疗救护。

第四章　医疗卫生机构的职责

第二十条　医疗卫生机构配备护士的数量不得低于国务院卫生主管部门规定的护士配备标准。

第二十一条　医疗卫生机构不得允许下列人员在本机构从事诊疗技术规范规定的护理活动：

（一）未取得护士执业证书的人员；

（二）未依照本条例第九条的规定办理执业地点变更手续的护士；

（三）护士执业注册有效期届满未延续执业注册的护士。

在教学、综合医院进行护理临床实习的人员应当在护士指导下开展有关工作。

第二十二条　医疗卫生机构应当为护士提供卫生防护用品，并采取有效的卫生防护措施和医疗保健措施。

第二十三条　医疗卫生机构应当执行国家有关工资、福利待遇等规定，按照国家有关规定为在本机构从事护理工作的护士足额缴纳社会保险费用，保障护士的合法权益。

对在艰苦边远地区工作，或者从事直接接触有毒有害物质、有感染传染病危险工作的护士，所在医疗卫生机构应当按照国家有关规定给予津贴。

第二十四条　医疗卫生机构应当制定、实施本机构护士在职培训计划，并保证护士接受培训。

护士培训应当注重新知识、新技术的应用；根据临床专科护理发展和专科护理岗位的需要，开展对护士的专科护理培训。

第二十五条　医疗卫生机构应当按照国务院卫生主管部门的规定，设置专门机构或者配备专（兼）职人员负责护理管理工作。

第二十六条　医疗卫生机构应当建立护士岗位责任制并进行监督检查。

护士因不履行职责或者违反职业道德受到投诉的，其所在医疗卫生机构应当进行调查。经查证属实的，医疗卫生机构应当对护士作出处理，并将调查处理情况告知投诉人。

第五章　法律责任

第二十七条　卫生主管部门的工作人员未依照本条例规定履行职责，在护士监督管理工作中滥用职权、徇私舞弊，或者有其他失职、渎职行为的，依法给予处分；构成犯罪的，依法追究刑事责任。

第二十八条　医疗卫生机构有下列情形之一的，由县级以上地方人民政府卫生主管部门依据职责分工责令限期改正，给予警告；逾期不改正的，根据国务院卫生主管部门规定的护士配备标准和在医疗卫生机构合法执业的护士数量核减其诊疗科目，或者暂停其 6 个月以上 1 年以下执业活动；国家举办的医疗卫生机构有下列情形之一、情节严重的，还应当对负有责任的主管人员和其他直接责任人员依法给予处分：

（一）违反本条例规定，护士的配备数量低于国务院卫生主管部门规定的护士配备标准的；

（二）允许未取得护士执业证书的人员或者允许未依照本条例规定办理执业地点变更手续、延续执业注册有效期的护士在本机构从事诊疗技术规范规定的护理活动的。

第二十九条 医疗卫生机构有下列情形之一的，依照有关法律、行政法规的规定给予处罚；国家举办的医疗卫生机构有下列情形之一、情节严重的，还应当对负有责任的主管人员和其他直接责任人员依法给予处分：

（一）未执行国家有关工资、福利待遇等规定的；

（二）对在本机构从事护理工作的护士，未按照国家有关规定足额缴纳社会保险费用的；

（三）未为护士提供卫生防护用品，或者未采取有效的卫生防护措施、医疗保健措施的；

（四）对在艰苦边远地区工作，或者从事直接接触有毒有害物质、有感染传染病危险工作的护士，未按照国家有关规定给予津贴的。

第三十条 医疗卫生机构有下列情形之一的，由县级以上地方人民政府卫生主管部门依据职责分工责令限期改正，给予警告：

（一）未制定、实施本机构护士在职培训计划或者未保证护士接受培训的；

（二）未依照本条例规定履行护士管理职责的。

第三十一条 护士在执业活动中有下列情形之一的，由县级以上地方人民政府卫生主管部门依据职责分工责令改正，给予警告；情节严重的，暂停其 6 个月以上 1 年以下执业活动，直至由原发证部门吊销其护士执业证书：

（一）发现患者病情危急未立即通知医师的；

（二）发现医嘱违反法律、法规、规章或者诊疗技术规范的规定，未依照本条例第十七条的规定提出或者报告的；

（三）泄露患者隐私的；

（四）发生自然灾害、公共卫生事件等严重威胁公众生命健康的突发事件，不服从安排参加医疗救护的。

护士在执业活动中造成医疗事故的，依照医疗事故处理的有关规定承担法律责任。

第三十二条 护士被吊销执业证书的，自执业证书被吊销之日起 2 年内不得申请执业注册。

第三十三条 扰乱医疗秩序，阻碍护士依法开展执业活动，侮辱、威胁、殴打护士，或者有其他侵犯护士合法权益行为的，由公安机关依照治安管理处罚法的规定给予处罚；构成犯罪的，依法追究刑事责任。

第六章　附　则

第三十四条 本条例施行前按照国家有关规定已经取得护士执业证书或者护理专业技术职称、从事护理活动的人员，经执业地省、自治区、直辖市人民政府卫生主管部门审核合格，换领护士执业证书。

本条例施行前，尚未达到护士配备标准的医疗卫生机构，应当按照国务院卫生主管部门规定的实施步骤，自本条例施行之日起 3 年内达到护士配备标准。

第三十五条 本条例自 2008 年 5 月 12 日起施行。

21 世纪中国护士伦理准则草案

一、通则

1. 人类对护理工作的需求是普遍的,护士工作服务于人生命的全过程。

2. 护士提供护理服务应建基于尊重人的生命、权利和尊严,提高生存质量。

3. 护士对服务对象实施护理应不受限于种族、国籍、信仰、年龄、性别、政治或社会地位,对之均一视同仁。

4. 护士的基本职责是促进健康,预防疾病,协助康复和减轻患病带来的痛苦。

5. 护士应按服务对象个人、家庭及社区的需要,与医务及社会人士共同合作,提供健康服务。

二、尊重生命,提高生存质量

6. 护士的主要任务应是照顾需要护理的人,及推广基层健康教育。

7. 执行护理工作时,护士应确保护理对象安全。

8. 护士应提供符合护理对象及其亲友需要的护理、指导与咨询。

9. 护士应尊重濒临死亡者的意愿,帮助其安祥及尊严地离世。

三、尊重人的权利和尊严

10. 护士应尊重个人的信仰、价值观和风俗习惯。

11. 护士应保密和审慎地运用有关护理对象的一切资料。

12. 护士应尊重护理对象及其亲友的意愿,鼓励和协助他们计划和实施护理。

13. 护士应采取适当行动,积极维护护理对象的权利和尊严。

14. 护士应诚信自重,推己及人。

四、洞察社会需求,群策群力,共建健康社群

15. 护士应肩负普及卫生保健知识的责任,促进及改善医学教育网搜集整理社群健康。

16. 护士应与社会大众共负倡导和支持全民健康的责任,为实现"人人享有卫生保健"而努力。

17. 护士应与社会大众共策良谋,善用卫生资源,以达最佳的经济效益。

五、精益求精,确保优质护理

18. 执行职务时,护士应以科研结果为证据,实事求是,为护理对象谋福利。

19. 护士应灵活地运用和积极地改善现有资源,以提供最佳的护理服务。

20. 护士应运用专业判断以接受任务和适当地将任务授予他人。

21. 护士应肩负促进护理科研发展的任务,积极开拓及提高护理知识和技能。